Dr. Henry W. Wright

Die geistlichen Ursachen von Diabetes

Dr. Henry W. Wright

Die geistlichen Ursachen von Diabetes

Klare Antworten auf Ihre Fragen zu Krankheitsprävention und Heilung

GloryWorld-Medien

1. Auflage 2023

Bibelzitate sind, falls nicht anders gekennzeichnet, der Elberfelder Bibel, Revidierte Fassung von 2006 entnommen. Weitere Bibelübersetzungen:

LUT: Lutherbibel, Revidierte Fassung von 2017
NeÜ: Neue evangelistische Übersetzung © 2013 Karl-Heinz Vanheiden
NGÜ: Neue Genfer Übersetzung, 2009
SLT: Schlachter 2000
ZÜR: Zürcher Bibel (Ausgabe 2007)
KJV: Direkte Übersetzung aus der (englischen) King-James-Version

Das Buch folgt den Regeln der Deutschen Rechtschreibreform. Die Bibelzitate wurden diesen Rechtschreibregeln angepasst.

Übersetzung/Satz: Manfred Mayer
Lektorat: Klaudia Wagner
Umschlaggestaltung: Jens Neuhaus, www.7dinge.de
Umschlagmotiv: stock.adobe.com

Printed in the EU

ISBN: 978-3-95578-614-4
Bestellnummer: 356614

Erhältlich beim Verlag:

GloryWorld-Medien
Beit-Sahour-Str. 4
D-46509 Xanten
Tel.: 02801-9854003
Fax: 02801-9854004
info@gloryworld.de
www.gloryworld.de

oder in jeder Buchhandlung

Inhalt

Rechtliche Hinweise

Wir sehen uns nicht in Konkurrenz mit der Medizin, Psychiatrie oder einer kirchlichen Lehre, Überzeugung oder Praxis. Wir sind weder Teil der Medizin noch der Psychologie. Wir arbeiten daran, sie effektiver zu machen, weil wir glauben, dass viele menschliche Probleme im Grunde geistlicher Natur sind und entsprechende physiologische und psychologische Auswirkungen haben. Die Informationen in diesem Buch sind nur für Ihr Allgemeinwissen gedacht, um Ihnen einen Einblick in Krankheiten, ihre Probleme und mögliche Lösungen zu geben. Sie sind kein Ersatz für eine ärztliche Beratung oder Behandlung bei bestimmten Krankheiten oder Störungen. Wir diagnostizieren oder behandeln keine Krankheiten.

Bei speziellen Gesundheitsproblemen sollten Sie umgehend ärztliche Hilfe in Anspruch nehmen. Die Behandlungsmodalitäten für Ihre spezifischen Gesundheitsprobleme sind Sache zwischen Ihnen und Ihrem Arzt. Wir sind für die Krankheit oder Heilung einer Person nicht verantwortlich. Wir wenden die Heilige Schrift an und das, was sie zu diesem Thema sagt, zusammen mit dem, was die Medizin und die Wissenschaft in Übereinstimmung mit diesen Erkenntnissen beobachtet haben. Es gibt keine Garantie dafür, dass ein Mensch geheilt oder eine Krankheit verhindert wird. Die Früchte dieser Lehre werden sich aus der Anwendung der Prinzipien ergeben und aus der Beziehung zwischen einer Person und Gott. Wir stützen uns auf 2. Korinther 5,18-20, 1. Korinther 12, Epheser 4 und Markus 16,15-20.

Vorwort

Mein Mann, Dr. Henry W. Wright, war ein brillanter Mann. Er war immer darauf aus dazuzulernen, aber sein noch stärkerer Wunsch war, Gott von ganzem Herzen zu dienen. Den Herausforderungen des Lebens begegnete er mit Mitgefühl, entschlossener Liebe und seinem einzigartigen Humor. Sein Einfluss auf das Leben der Menschen in seiner Umgebung ist nicht zu ermessen. Es lag ihm am Herzen, andere zu umfassender Gesundheit und zum Frieden in der Liebe Gottes zu führen. Er tat sein Bestes, um Gottes Liebe in allem, was er tat, zum Ausdruck zu bringen.

In seinen ersten Jahren als Pastor war Henrys Gebet, Antworten auf die Frage zu finden, warum körperliche Heilung von Krankheiten in kirchlichen Kreisen nicht so häufig vorkommt, wie es sein sollte. Mit dieser Frage und den Antworten Gottes begann seine lebenslange Reise, die geistlichen Wurzeln von Krankheiten aufzudecken, die den Leib Christi plagten.

Henry verbrachte Jahrzehnte damit, biblische Wahrheiten darüber zu erforschen, was Gott über Heilung sagt, Fallgeschichten von Menschen zu studieren, die sich an ihn wandten, um Hilfe zu erhalten, und von der medizinischen Wissenschaft etwas über Krankheiten und ihre Auswirkungen auf den menschlichen Körper zu lernen. Gemeinsam gründeten wir *Be in Health* und reisten durch die Vereinigten Staaten und um die Welt, um biblische Wahrheiten zur Überwindung von Krankheiten zu lehren. Es war faszinierend zu erleben, wie zehntausende Menschen auf der ganzen Welt geheilt und wiederhergestellt wurden. Als der Bedarf zu helfen immer größer wurde, entstand das *For My Life Retreat.* Dieses einwöchige Seminar auf dem Gelände unserer Gemeinde in Thomaston, Georgia, hilft Menschen, die geistlichen Ursachen von Krankheiten zu verstehen, die biblischen Wahrheiten auf ihr Leben anzuwenden und zu lernen, wie sie befreit werden können!

Henry ist im November 2019 verstorben. Zusammen mit unserer Familie, der Gemeinde und unseren Freunden vermisse ich ihn jeden Tag. Kurz nachdem Henry gestorben war, sprach Gott zu meinem Herzen: „Er ist bei mir, und es geht ihm gut.“ Vor über fünf Jahren entwickelten Henry und ich zusammen mit dem Ältestenrat einen Plan, um die biblischen Wahrheiten, die Gott ihm gegeben hatte, weit in die Zukunft zu tragen. Durch Henrys Beziehung zur Ältestenschaft und zur Gemeinde hatten wir eine klare Vorstellung davon, wie es weitergehen sollte. Henrys Vision war es, Generationen von Überwindern zu schaffen, die durch Gottes Wort und Liebe an Geist, Seele und Körper wiederhergestellt werden.

Heute ist dies genau das, was wir tun. Das Team von *Be in Health* hat sich vergrößert und betreut weiterhin jeden Monat Tausende von Menschen über unseren Campus in Thomaston, Georgia, Online-Seminare, Minilehrgänge und Konferenzen in Städten im ganzen Land. Die Menschen der Welt haben ein großes Bedürfnis nach Gottes Liebe und Kraft, um den Feind und alle Krankheiten in ihrem Leben zu besiegen. Ich hoffe, dass die biblischen Erkenntnisse, die Henry in diesem Buch verarbeitet hat, Ihnen auf Ihrem Weg der Heilung und Wiederherstellung helfen.

Donna Wright

KAPITEL 1

Warum bin ich krank?

„Warum bin ich krank?" „Warum ist das mit mir passiert?" Wenn Sie heute mit Diabetes kämpfen, suchen Sie überall nach Antworten auf diese Fragen. Bei *Be in Health* habe ich Jahrzehnte damit verbracht, die *Ursachen von Krankheiten zu* erforschen. Das ist wichtig, denn die Menschen wollen die Antworten wissen auf die Fragen „Warum bin ich krank?" und „Wie kann ich wieder gesund werden?" Ist es nicht sinnvoll, dass wir der *Ursache* auf den Grund gehen, die eine Krankheit überhaupt erst auslöst? Von dort aus können wir sie ausmerzen! Warum? Weil es Gottes Wunsch ist, dass Sie gesund und heil sind!

Durch Gottes Gnade haben wir Antworten auf die grundlegenden Ursachen von Krankheiten entdeckt, die Sie auf den Weg zu Heilung und Gesundheit bringen können. Ich möchte gleich zu Beginn sagen, dass meine Forschungen ergeben haben, dass etwa 80 Prozent aller chronischen Krankheiten eine *geistliche* Ursache haben. Achtzig Prozent ist eine verblüffend hohe Zahl! Ich glaube, dass es Gottes Wille ist, diese geistlichen Ursachen aufzudecken und Sie auf den Weg der Gesundheit zu bringen. Aufgrund dessen, was Gott mir in über dreißig Jahren der Untersuchung von Fallstudien, der wissenschaftlichen Forschung und des Studiums seines Wortes offenbart hat, sind Tausende von Menschen weltweit von ihren Krankheiten und Syndromen befreit worden, weil sie sich mit den Ursachen für ihr Auftreten befasst haben. Die Antworten auf die Heilung, die wir Ihnen im Folgenden weitergeben werden, entstammen der Führung Gottes und seinem Wort, und die ganze Ehre für diese Heilungen gebührt Ihm!

Gottes Verheißungen für Gesundheit

Gott hat uns viele Verheißungen für Gesundheit und Heilung gegeben. Er wollte, dass wir in Ganzheit leben. „[Ich bin der Gott], *der dir all deine Schuld vergibt und all deine Gebrechen heilt*" (Psalm 103,3). „*Christus hat unsere Sünden auf sich genommen und sie am eigenen Leib zum Kreuz hinaufgetragen. Das bedeutet, dass wir für die Sünde tot sind und jetzt leben können, wie es Gott gefällt. Durch seine Wunden hat Christus euch geheilt*" (1. Petrus 2,24 HFA). Jesus erklärte auch, dass Heilung das „*Brot der Kinder*" sei (vgl. Matthäus 15,26.)

Wenn Gott uns doch versprochen hat, dass unsere Krankheiten geheilt werden können, warum sind wir dann überhaupt krank? Warum leiden so viele Menschen, auch Christen, immer noch an chronischen Krankheiten – Autoimmunerkrankungen wie Multiple Sklerose, rheumatoide Arthritis, Lupus, Morbus Basedow, Diabetes 1, aber auch Krebs, Diabetes 2, Bluthochdruck und Herzkrankheiten, chronische Depressionen und viele mehr? Um die Antworten auf diese Fragen zu finden, müssen wir uns gemeinsam auf eine Reise begeben, um die geistlichen Ursachen von Krankheiten aufzudecken und zu entdecken, wie Sie in Ganzheit leben können – Geist, Seele und Körper. Ich bete dafür, dass diese Reise Sie mit Frieden erfüllt und Ihnen das Verständnis und die Weisheit bringt, die Sie von Ihrer Krankheit befreien werden!

Diabetes überwinden

US-amerikanischen Studien zufolge „… lebten im Jahr 2018 34,2 Millionen Menschen in den USA mit diagnostiziertem oder nicht diagnostiziertem Diabetes. Das sind etwa 10,5 Prozent der Bevölkerung. Neunzig bis 95 Prozent der Menschen mit Diabetes haben Typ 2. Der Prozentsatz der Menschen mit Diabetes steigt mit zunehmendem Alter … Bei den über 65-Jährigen erreicht die Rate 26,8 Prozent."[1]

[1] Corinne O'Keefe Osborn, „Typ 1 und Typ 2 Diabetes: What's the Difference?" Healthline, aktualisiert am 28. Oktober 2020, https://www.healthline.com/health/difference-between-type-1-and-type-2-diabetes

Es gibt zwei Haupttypen von Diabetes (mellitus): Typ 1 und Typ 2. Obwohl Diabetes Typ 2 weitaus häufiger vorkommt, sind beide chronische Krankheiten, die die Art und Weise beeinträchtigen, wie Ihre Bauchspeicheldrüse den Blutzucker (Glukose) produziert oder reguliert. Eine gut funktionierende Bauchspeicheldrüse produziert Insulin, das Hormon, das dafür sorgt, dass der Zucker aus dem Blut in andere Körperzellen wandert, um dort als Energie genutzt zu werden. Bei beiden Arten von Diabetes hat der Betroffene mit hohen Zuckerwerten im Blut zu kämpfen. Allerdings gibt es erhebliche Unterschiede bei den körperlichen und geistlichen Ursachen.

Diabetes Typ 1 ist eine Autoimmunerkrankung. Autoimmun bedeutet „Immunität gegen sich selbst". Das Immunsystem enthält weiße Blutkörperchen, die von Gott geschaffen wurden, um fremde Eindringlinge wie Bakterien und Viren in Ihrem Körper abzuwehren. Bei einer Autoimmunerkrankung haben Ihre weißen Blutkörperchen eine Fehlfunktion und erkennen einen gesunden Teil Ihres Körpers fälschlicherweise als feindlichen Eindringling – sie greifen ihn an, um ihn zu zerstören. Im Fall von Diabetes Typ 1 erkennen Ihre weißen Blutkörperchen die Antigene auf den Pankreasinseln als Feind und beginnen, diese anzugreifen und zu zerstören, sodass sie kein Insulin mehr produzieren können. Es ist also der Körper, der den Körper angreift. Die Ärzte wissen nicht, warum, sie wissen nicht, was schiefgelaufen ist. In der Medizin ist die Diagnose einer Autoimmunerkrankung ein Todesurteil – es gibt keine bekannte Ursache und keine bekannte Heilung. Das Beste, was die Ärzte tun können, ist zu versuchen, Ihre Symptome zu lindern oder zu kontrollieren – nicht zu heilen.[2]

Diabetes Typ 2 ist dagegen keine Autoimmunerkrankung; der Körper greift sich nicht selbst an. Die Inselzellen der Bauchspeicheldrüse sind in diesem Fall nicht erkrankt und produzieren immer noch Insulin. Aber etwas Unsichtbares hindert sie daran, das Insulin richtig freizusetzen. Ihre Zellen reagieren nicht mehr normal auf Insulin – sie sind sozusagen *insulinresistent* – und lassen den Zuckerspiegel im Blut auf gefährliche Werte ansteigen. Diabetes Typ 2 ist

[2] Weitere Einzelheiten über Autoimmunerkrankungen finden Sie in meinen Büchern *Die geistlichen Ursachen von Autoimmunerkrankungen, Die geistlichen Ursachen von Krankheiten* und *Der herausragende Weg in Gesundheit zu leben.*

ein *Syndrom*, das ein Ungleichgewicht der Funktionen in Ihrem Körper hervorruft. Wir werden das Wesen eines Syndroms in einem späteren Kapitel definieren. Die medizinische Wissenschaft ist sich nicht sicher, warum manche Menschen Diabetes Typ 2 entwickeln, es gibt jedoch einen starken Zusammenhang mit Übergewicht. In unserer von Ängsten geplagten und übergewichtigen Gesellschaft ist er zu einer Plage geworden.

Die Ursachen von Krankheiten verstehen

Es gibt so viele Missverständnisse in der medizinischen Gemeinschaft und sogar in der Kirche über die Ursache von Krankheiten bei Menschen. Bei meinen Forschungen habe ich sehr genau studiert, was Gott in seinem Wort gesagt hat, und ich habe auch Jahre damit verbracht, die medizinische Wissenschaft zu studieren. Es ist wichtig, den menschlichen Körper zu studieren, den Gott geschaffen hat, und auch das, was er in seinem Wort über unseren Körper und unsere Gesundheit gesagt hat. Obwohl mir einige Leute vorgeworfen haben, ich sei gegen die Wissenschaft, bin ich ihr in Wirklichkeit zu Dank verpflichtet, denn sie hat es mir ermöglicht, Dinge zu sehen, die ich sonst nicht gesehen hätte.

Leider ist die blinde Seite der Wissenschaft, dass Wissenschaftler und Mediziner dazu neigen, nur das zu glauben, was sie mit ihren fünf physischen Sinnen wahrnehmen können. Die Bibel gibt uns einen viel größeren Einblick, damit wir über das hinaussehen können, was wir in der Natur beobachten können. Die Antworten auf die Krankheiten und Probleme der Menschen sind seit über fünfunddreißig Jahrhunderten in der Bibel zu finden. Warum also lesen die Menschen nicht die Bibel, um diese Antworten zu entdecken? Genau das werden wir in den folgenden Kapiteln tun. Wir werden uns ansehen, was Gott *und* die Wissenschaft über die Ursachen und die Wege zur Heilung von Krankheiten – einschließlich Diabetes – zu sagen haben. Wir werden die Antworten finden, nach denen Sie suchen, um Sie auf den Weg zu Heilung und Gesundheit zu bringen.

Kann Gott Sie heilen?

Ich möchte mit der Befürchtung aufräumen, Sie könnten niemals von Diabetes Typ 1 oder 2 geheilt werden. Bei Gott sind alle Dinge möglich! (Vgl. z. B. Matthäus 19,26.) Bei allen Krankheiten ist eine vollständige Heilung und Wiederherstellung möglich. Durch Gottes Gnade haben wir bei *Be in Health* die geistlichen Ursachen von Krankheiten herausgefunden und Menschen erfolgreich geholfen, diese Ursachen zu überwinden – mit erstaunlichen Heilungs- und Genesungserfolgen. Sie haben den Weg zu wahrer, dauerhafter Heilung gefunden, die von Gott kommt. Laut Psalm 103 heilt Gott alle Ihre Krankheiten, erlöst Ihr Leben aus der Grube, krönt Sie mit Liebe und lässt Sie sich wieder jung fühlen! Das ist die Liebe Gottes!

> *Meine ganze Schuld hat er mir vergeben, von aller Krankheit hat er mich geheilt, dem Grab hat er mich entrissen, hat mich mit Güte und Erbarmen überschüttet. Mit guten Gaben erhält er mein Leben, täglich erneuert er meine Kraft und ich bleibe jung und stark wie ein Adler* (Psalm 103,3-5 GNB).

Krankheit hindert Sie an einem erfüllten Leben; Heilung bringt Sie zurück zur Normalität und Sie sind danach vielleicht sogar gesünder als vor Ihrer Diagnose. Das ist *ein herausragender Weg!*[3] Sie werden aus Gottes Wort lernen, wie Sie für den Rest Ihres Lebens in Heilung und Ganzheit leben können!

Nach seinem Ebenbild geschaffen

Die Bibel sagt uns, dass Gott den Menschen nach seinem Ebenbild schuf. „Dann sprach Gott: Lasst uns Menschen machen als unser Bild, uns ähnlich! … Gott erschuf den Menschen als sein Bild, als Bild Gottes erschuf er ihn. Männlich und weiblich erschuf er sie“ (1. Mose 1,26-27 REÜ). Wenn wir so leben, wie Gott uns geplant hat, werden wir in sein Bild zurückverwandelt und gedeihen. Wir werden auf unserem höchsten Niveau funktionieren. Wenn wir jedoch Wegen oder Denkweisen über uns selbst folgen, die nicht mit sei-

[3] Vgl. 1. Korinther 12,12.

nem Plan übereinstimmen, verlieren wir unsere Identität in Gott und öffnen in unserem Körper möglicherweise eine Tür für Krankheiten. Gott ist der Urheber dessen, was er geschaffen hat: Sie. Und Gott ist auch der Erhalter dessen, was er erschaffen hat: Sie. Wenn wir also Gott als Teil der Gleichung für unsere Heilung ausschließen, was haben wir dann? Wir haben uns von der Quelle zur Genesung und Heilung von Krankheiten abgeschnitten.

Gottes Wunsch als unser himmlischer Vater ist es, uns wieder zu unserer wahren Identität als seine Kinder zurückzuformen, nach seinem Bild und gemäß seiner Natur. Um zu verstehen, wer wir sind, müssen wir wissen, wer Gott ist. Zuallererst ist er unser Vater. Jesus wurde auf die Erde gesandt, um unsere Beziehung zu unserem himmlischen Vater wiederherzustellen. *„Denn wenn wir, als wir Feinde waren, mit Gott* ***versöhnt wurden durch den Tod seines Sohnes****, so werden wir viel mehr, da wir versöhnt sind, durch sein Leben gerettet werden"* (Römer 5,10). Der erste Johannesbrief sagt uns, dass *„Gott die Liebe ist"* (1. Johannes 4,8.16). Und wir spiegeln Gottes Wesen in uns wider, wenn wir die Frucht des Heiligen Geistes in unserem Leben offenbaren. *„Die Frucht des Geistes aber ist: Liebe, Freude, Friede, Langmut, Freundlichkeit, Güte, Treue, Sanftmut, Enthaltsamkeit"* (Galater 5,22-23a) – alles Eigenschaften eines liebenden Gottes.

Psalm 139,14-15 sagt uns, dass Gott der Vater jeden von uns mit Bedacht und Sorgfalt entworfen und erschaffen hat:

> *Ich danke dir, dass ich so staunenswert und wunderbar gestaltet bin. Ich weiß es genau: Wunderbar sind deine Werke. Dir waren meine Glieder nicht verborgen, als ich gemacht wurde im Verborgenen, gewirkt in den Tiefen der Erde"* (REÜ).

Jeder von uns ist mit einer besonderen Persönlichkeit, mit einzigartigen Eigenschaften und mit einer eigenen Bestimmung und einem Platz in seiner Familie ausgestattet, wenn wir das annehmen. Wir wurden nicht geschaffen oder berufen, jemand anderes zu sein als wir selbst. Jeder Mensch muss in seinem Herzen verankern, dass er *staunenswert und wunderbar* nach dem Bild Gottes geschaffen wurde und nicht nach dem Bild eines anderen. Gott baut keine Unfälle.

Folgen Sie uns Schritt für Schritt

In *Die geistlichen Ursachen von Diabetes* werden Sie die Bereiche im Leben erkennen, die Sie von Ihrer Identität als Kind Gottes trennen können. Der Vater möchte uns helfen, unser Herz mit seinem Herzen in Einklang zu bringen. Wir müssen lernen, das, was er über uns sagt, als Wahrheit zu akzeptieren. Auf dieser Reise der Wahrheit werden wir viele Fragen beantworten. Wie kann der Verlust Ihrer Identität in Gott dem Vater zu Krankheiten führen? Woher kommen die geistlichen Ursachen der Krankheit? Was sind die spezifischen geistlichen Ursachen von Diabetes Typ 1 und 2 und wie sind sie in Ihr Leben eingedrungen?

In den ersten Kapiteln werden wir die unsichtbaren Kräfte aufdecken, die alle Krankheiten von innen her auslösen, und wie Sie diese überwinden können. Sie werden das Schlachtfeld erkennen, das den Weg für Krankheiten ebnet, und erfahren, wie Sie das Wort Gottes anwenden können, um Ihre Heilung zu empfangen! In den späteren Kapiteln werden wir die spezifischen geistlichen Ursachen für Diabetes aufdecken und die Fallstudien von Menschen vorstellen, die Heilung von ihrer Krankheit erfahren haben. Ihre Heilung ist es, worum es auf dieser Reise geht.

Da es viel über die geistlichen Ursachen von Krankheiten zu lernen gibt, werde ich Sie Schritt für Schritt führen, damit Sie wirklich verstehen, wie Sie für den Rest Ihres Lebens in Heilung und Ganzheit leben können! Bitte versuchen Sie nichts zu überstürzen. Lesen Sie die Wahrheiten in diesem Buch einen Punkt nach dem anderen. Die Bibel ermutigt uns zu lernen, indem wir uns ein *festes Fundament* schaffen und dann *ein Gebot* (Leitprinzip) oder eine Linie nach der anderen darauf aufbauen. *„Denn ein Gebot muss auf das andere folgen, ein Gebot nach dem anderen, ein Strich auf den anderen, hier ein wenig und dort ein wenig“* (Jesaja 28,10). Bleiben Sie uns auf dieser Reise dicht auf den Fersen – dass Sie frei von Krankheiten sind, kann davon abhängen!

Kapitel 2

Was sind die geistlichen Ursachen von Krankheiten?

Wussten Sie, dass Sie ein kreatives Wunder Gottes sind? Wir haben bereits erkannt, dass der Mensch nach Gottes Ebenbild geschaffen wurde. Gott ist ein dreieiniges Wesen – drei in einem – Vater, Sohn und Heiliger Geist. In Gottes göttlichem Plan hat er auch uns mit drei wesentlichen Teilen geschaffen: *Geist, Seele* und *Körper*. In der Bibel heißt es ganz klar: *„Er aber, der Gott des Friedens, heilige euch durch und durch; Geist, Seele und Leib mögen euch unversehrt und untadelig erhalten bleiben bis zur Ankunft unseres Herrn Jesus Christus"* (1. Thessalonicher 5,23 ZÜR).

„... der Gott des Friedens, heilige euch ***durch und durch*** *..."* Jeder Teil von uns – *Geist, Seele und Körper* – soll also zu seiner Ehre vollständig *geheiligt und gesund* sein. Sie sind ein Geist, Sie haben eine Seele und Sie leben in einem Körper; Sie sind ein dreieiniges Wesen. Wir müssen diese lebenswichtige Wahrheit verstehen, damit wir geheilt und heil werden können. Wie funktioniert das?

Erstens: Wir haben einen Körper. Unser Körper ist wie unser Haus – wir leben in ihm. Einige von uns haben ein schickes Dach, andere haben ein Strohdach, wieder andere haben überhaupt kein Dach. Wir konzentrieren uns gerne auf den äußeren Teil – den Körper. Es ist prinzipiell nichts falsch daran, dass Sie sich um Ihr äußeres Haus kümmern. Schließlich streichen wir unsere Häuser, bringen Fensterläden an, pflanzen Blumen um sie herum und genießen die Schönheit. Das Gleiche tun wir mit unserem Körper – wir leben in unserem Körper und machen uns oft fein. Es hat einen starken Einfluss auf uns, wie sich unser Körper anfühlt. Wir konzentrieren uns auf unseren Körper, weil er der Teil ist, den wir mit unseren fünf Sinnen erfahren können. Der Körper ist also das, was wir sehen, aber er ist nur ein Teil unseres Wesens.

Zweitens: **Wir haben eine Seele.** Gott hat Männer und Frauen mit einer Seele geschaffen. Unsere Seele besteht aus unserem Verstand, unserem Willen und unseren Gefühlen. Die Art und Weise, wie wir die Welt mit unserem Verstand und unseren Emotionen wahrnehmen und erleben, ist ein wesentlicher Bestandteil dessen, was wir sind, und hat einen erheblichen Einfluss auf unseren Körper. Wir werden auf der Ebene der Seele stark beeinflusst. Die Wissenschaft hat dies seit einigen Jahren erkannt und spricht von der sogenannten Seele-Körper-Verbindung[1]. „Die Verbindung zwischen Seele und Körper ist die Verbindung zwischen den Gedanken, Einstellungen und Verhaltensweisen eines Menschen und seiner körperlichen Gesundheit. Während Wissenschaftler schon lange wissen, dass unsere Emotionen unseren Körper beeinflussen können, beginnen wir erst jetzt zu verstehen, wie Emotionen die Gesundheit und Langlebigkeit beeinflussen.“[2] „Die zunehmenden Beweise für die Rolle der Seele bei Krankheit und Heilung führen zu einer größeren Akzeptanz der Seele-Körper-Medizin.“[3] Die Wissenschaft erkennt jedoch den dritten Teil unseres Wesens – unseren Geist – nicht an. Und die Akzeptanz der Beziehung zwischen Geist, Seele und Körper ist der Schlüssel zum Verständnis und zur Bekämpfung von Krankheiten.

Drittens: Wir haben einen Geist. Der wichtigste Teil unserer Schöpfung als Menschen ist unser *Geist*. Dies ist der Teil unseres menschlichen Wesens, den die Wissenschaft nicht anerkennt, und

---

[1] Im Deutschen wird das englische „mind“ oft mit „Geist“ übersetzt. Biblisch gesehen ist damit jedoch unser „Sinn“ gemeint. Wir übersetzen hier „mind“ mit „Seele“.

[2] Lakshmi Menezes, MD, “What Is the Mind-Body Connection?” Florida Medical Clinic blog, August 24, 2020, https://www.floridamedicalclinic.com/blog/what-is-the-mind-body-connection/.

[3] Vicki Brower, „Mind-Body Research Moves Towards the Mainstream“, EMBO reports, v. 7(4), April 2006, https://www.ncbi.nlm.nih.gov/pmc/articles/PMC1456909/.

manchmal erkennt ihn auch die Kirche nicht an. Die Mediziner konzentrieren sich auf unseren Körper und wissen, dass wir eine Seele haben, aber der Geist wird völlig ignoriert. Warum ist es wichtig, dass wir die Existenz dieses dritten Teils unseres Wesens anerkennen? Weil so viele chronische Krankheiten ihre Ursache oder ihren Anfang in unserem Geist haben!

Die biblische Wahrheit ist, dass Ihr *wahres* Ich nicht Ihr physischer Körper ist, ganz gleich, wie sehr Sie ihn zurechtmachen! Ihr Körper ist nur das, was Sie mit Ihren fünf physischen Sinnen wahrnehmen. Es gibt so viel mehr von Ihnen! Gottes Wort offenbart, dass der größte Einfluss darauf, wer wir sind, von innen kommt, auf der Ebene des *Geistes*. Unser *ganzer* Mensch – Geist, Seele und Körper – muss gesund sein, um gesund zu leben. Ich sehe drei verschiedene Sichtweisen auf die Ursachen von Krankheiten: die der Mediziner, die vieler Menschen in der Kirche und die des Wortes Gottes. Wir werden uns diese drei unterschiedlichen Sichtweisen etwas genauer ansehen.

Was sagen die Mediziner?

Was sagt die medizinische Gemeinschaft über die Ursache von Krankheiten? Die Wahrheit ist, dass Ärzte ratlos sind, wie und warum viele Krankheiten entstehen. In medizinischen Lehrbüchern wird eine große Anzahl von Krankheiten mit dem Namen der Krankheit, den betroffenen Körperteilen, der Diagnose, der Prognose und den Protokollen aufgeführt. Am Ende dieser Tagebucheinträge wird ein spezifischer medizinischer Satz eingefügt: „Ätiologie unbekannt". *Ätiologie* kommt aus dem Griechischen und bedeutet „Ursache" oder „einen Grund dafür angeben". Die Mediziner wissen, dass sie die Krankheit sehen, sie diagnostizieren und verfolgen können, aber sie wissen oder verstehen nicht, was sie auslöst.

Alle der etwa 100 Autoimmunerkrankungen werden als Krankheiten mit unbekannter Ätiologie kategorisiert, also auch die bekanntesten, wie z. B.: Multiple Sklerose, rheumatoide Arthritis, Lupus, Morbus Basedow, Morbus Crohn und Psoriasis. Dies gilt auch für andere, nicht-autoimmune Krankheiten, wie das chronische Müdigkeitssyndrom, Fibromyalgie und das Reizdarmsyndrom. Bei allen Krankheiten, die als unheilbar gelten, ist das Beste, was die Medizin tun kann, ein „Krankheitsmanagement“ anzubieten, also eine Kombination aus Tabletten, Therapien oder Operationen, um die Krankheit unter Kontrolle zu halten und das Leben des Patienten hoffentlich zu verlängern.

Bitte glauben Sie mir, ich bin nicht gegen Ärzte oder die Wissenschaft! Ich habe Jahrzehnte damit verbracht, zu studieren, was die medizinische Wissenschaft über den komplizierten menschlichen Körper weiß, den Gott geschaffen hat. Ich bin sehr dankbar für das, was ich gelernt habe. Aber ich möchte Ihnen nicht nur „Krankheitsmanagement“ anbieten! Mit Gottes Hilfe möchte ich die geistlichen Ursachen von Krankheiten aufdecken und echte Gesundheit anbieten – für Geist, Seele und Körper! Denn der Gott, dem ich diene, steht für Ihre Ganzheit!

Was sagt die Kirche dazu?

Leider sind viele Christen oft verwirrt, was Heilung und Gesundheit angeht. Sie wissen, dass die Bibel uns Verheißungen für Heilung gibt, wie z. B. Psalm 103,2-3 (REÜ): *„Preise den Herrn ... Der dir all deine Schuld vergibt und all deine Gebrechen heilt.“* Aber dann stellen sie eine sehr berechtigte Frage: „Warum sehen wir nicht mehr Menschen, die geheilt werden?“

Christliche Leiter kennen die Antwort auf diese Frage nicht, und so entstehen Lehren, die der Bibel widersprechen, wie zum Beispiel das Argument, übernatürliche Heilung habe mit den ersten Aposteln aufgehört. Entmutigung, Zweifel und Unglaube schleichen sich in der Kirche ein. Ohne Antworten auf die Frage der Heilung finden sich manche Christen einfach mit der Krankheit ab. Sie beginnen sogar zu fragen: „Ist Gott derjenige, der Krankheiten schickt? Prüft oder läutert Gott uns nur?“ Aber das ist nicht das, was das Wort Gottes sagt! Die Bibel sagt, dass Gott sich für uns *Gesundheit und Ganzheit* wünscht.

Der Apostel Johannes schrieb: *„Geliebter, ich wünsche, dass es dir* ***in allem*** *wohlgeht und du gesund bist, wie es deiner Seele wohlgeht“* (3 Johannes 2). Gibt es etwas, das mehr ist als „in allem“? Jesus selbst sagte: *„Ich bin gekommen, damit sie das Leben haben und* *es in Fülle haben"* (Johannes 10,10 REÜ). Zum Leben in Fülle gehört auch die Freiheit von Krankheiten. Ich möchte mich hier ganz klar ausdrücken: Ich glaube, Gottes vollkommener Wille ist nicht nur, Sie zu heilen. Sein vollkommener Wille ist, dass Sie *gar nicht erst krank werden!* Aber wenn Sie krank sind, dann gehört seine Heilung Ihnen!

Ich frage Menschen, die über Gott und Gesundheit verwirrt sind: „Warum sollte Gott Krankheiten schicken? Warum sollte Gott zerstören, was er geschaffen hat?" Gott versucht nicht, Sie zu zerstören! Nachdem er Adam und Eva erschaffen hatte, sah er sie an und verkündete: „Es ist sehr gut." (vgl. 1. Mose 1,31) Er sagte nicht: „Seht euch diese kranken Wesen an, die ich gerade geschaffen habe!" Nein, Gott schickt uns keine Krankheiten. In Hosea 4,6 warnt der Herr: *„Mein Volk kommt um aus Mangel an Erkenntnis."* Dieses Verb steht im Hebräischen im Präsens, es gilt also auch heute noch für uns: „Mein Volk kommt derzeit um aus Mangel an Erkenntnis." Gottes Volk leidet *in der Gegenwart*, weil es nicht über das Wissen verfügt, das es braucht, um gesund zu sein!

In der Kirche brauchen wir Zentren *der Ganzheit* – Orte, an denen wir in unserem *Geist, unserer Seele und unserem Körper* geheilt werden können. Wir sollten unsere Leute nicht einfach an eine medizinische Welt ausliefern, die Gott nicht versteht und nicht versteht, wie er uns heilen und ganz machen will. Wenn wir diese Ganzheit wollen, müssen wir die Wahrheit erkennen, wie Gott uns geschaffen hat.

Was sagt das Wort Gottes?

Die Bibel ist eindeutig! Gott möchte uns Wahrheit und Freiheit in unseren Geist, unsere Seele und unseren Körper schenken. Noch einmal: *„Er aber, der Gott des Friedens, heilige euch durch und durch; Geist, Seele und Leib mögen euch unversehrt und untadelig erhalten bleiben bis zur Ankunft unseres Herrn Jesus Christus"* (1. Thessalonicher 5,23 ZÜR).

In einer Welt, die in Frage stellt, ob es Wahrheit überhaupt gibt und sie oft als relativ zu persönlichen Launen neu definiert, bleibt Gottes Wahrheit dieselbe. Sie ist sein Wort – die Bibel. In der Bibel heißt es, dass die *gesamte* Heilige Schrift von Gott inspiriert ist: *„Jede Schrift ist, als von Gott eingegeben, auch nützlich zur Belehrung, zur Widerlegung, zur Besserung, zur Erziehung in der Gerechtigkeit ...“* (2. Timotheus 3,16 REÜ). Da die Bibel Gottes Wahrheit enthält, finden wir dort auch unsere Antworten, was Gesundheit und Ganzheit angeht. Wir finden in ihr die Ursache von Krankheiten und wie wir wieder gesund werden können.

Da Gott in seinem Wort immer wieder Heilungsversprechen gibt, warum leiden dann so viele Söhne und Töchter des Vaters – wie der Rest der Welt – an so vielen Krankheiten?

Haben sich die Verheißungen Gottes geändert? Nein, niemals. Die Verheißungen Gottes geben uns die Grundlage und den Glauben, um Krankheiten zu widerstehen. Wenn Sie die Verheißungen aus der Bibel wegnehmen, was bleibt dann noch? Nichts, worauf Ihr Glaube sich stützen könnte. Ihr Glaube kommt direkt aus dem Hören von Gottes unfehlbarem Wort: *„Also ist der Glaube aus der Verkündigung, die Verkündigung aber durch das Wort Christi“* (Römer 10,17). Sie hören sein Wort und der Glaube erhebt sich in Ihrem Geist, und Sie machen sich diesen Glauben zu eigen. Der Glaube ist für heute, der Glaube ist für jetzt. Heilung und Gesundheit sind für das Hier und Jetzt.

Worin besteht dann die Diskrepanz? Wenn Gottes Wort sagt, dass Heilung das Brot der Kinder ist (vgl. z. B. Matthäus 15,22-28), dass Jesus für den Fluch am Kreuz bezahlt hat (vgl. Galater 3,13) und dass wir durch seine Striemen bzw. Wunden geheilt werden (vgl. Jesaja 53,5), was ist dann mit uns geschehen? Warum erleben wir trotzdem keine Heilungen?

Trennung ist die geistliche Ursache von Krankheiten

Wie ich bereits sagte, bin ich nach mehr als dreißig Jahren Forschung und Erfahrung mit Tausenden von Menschen davon überzeugt, dass die Ursache von etwa 80 Prozent aller chronischen Krankheiten geistlicher Natur ist. Und diese geistliche Ursache ist die direkte Folge davon, dass wir in unserem Leben auf drei sehr wichtigen Ebenen Trennung erleben:

1. Trennung von Gott – von seinem Wort, seiner Person und seiner Liebe
2. Trennung von uns selbst, indem wir uns selbst nicht annehmen und mit Selbsthass, Schuldgefühlen und Scham zu kämpfen haben
3. Trennung von anderen durch einen Bruch in den Beziehungen

In der Bibel bilden das erste und zweite große Gebot die Grundlage für diese Wahrheit. Als Jesus gefragt wurde, welches der Gebote das größte sei, antwortete er: *„Liebe den Herrn, deinen Gott, von ganzem Herzen, mit ganzer Seele und mit deinem ganzen Verstand! Das ist das erste und wichtigste Gebot. Das zweite ist ebenso wichtig: Liebe deinen Nächsten wie dich selbst! An diesen zwei Geboten hängt das ganze Gesetz und die Propheten"* (Matthäus 22,37-39). Mit diesen beiden großen Geboten offenbart Gott die Bedeutung von Liebe und Annahme ohne Trennung. Erstens: Lieben Sie Gott, den Allmächtigen, mit Ihrem ganzen Wesen. Zweitens: Lieben Sie sich selbst, denn Gott hat Sie in seiner Liebe erschaffen. Drittens: Lieben Sie Ihren Nächsten mit der gleichen Liebe, mit der Sie sich selbst lieben, denn Gott hat auch Ihren Nächsten erschaffen. Wenn wir diese Gebote der Liebe nicht befolgen, führt unser Ungehorsam zu einer kritischen Trennung, die zu den geistlichen Ursachen von Krankheit und Elend in unserem Leben führt.

Trennung von unserem himmlischen Vater

Die erste Ursache von Krankheit ist die Trennung von Gott. Die Menschheit – also auch die Christen – ist vor allem deshalb krank, weil wir *von Gott, seinem Wort und seiner Liebe getrennt* sind. Wir müssen uns wieder auf den Vater ausrichten und die Wahrheit seiner Liebe zu uns annehmen. Jesus hat uns die tiefe Liebe des Vaters gezeigt, indem er am Kreuz für unsere ewige Erlösung gestorben ist. *„Denn also hat Gott die Welt geliebt, dass er seinen eingeborenen Sohn gab …"* (Johannes 3,16 LUT). Die Bibel versichert uns, dass Gott uns liebt: *„Und wir haben erkannt und geglaubt die Liebe, die Gott zu uns hat. Gott ist Liebe, und wer in der Liebe bleibt, bleibt in Gott und Gott bleibt in ihm"* (1. Johannes 4,16). Um frei und geheilt zu sein, müssen Sie Gottes Wort glauben, dass er *Sie* wirklich *liebt.*

Leider hat „Religion“ Gott den Vater als unnahbar erscheinen lassen. Es ist einfacher, unsere Liebe auf Jesus als unseren Retter zu richten, weil er seine Liebe zu uns am Kreuz gezeigt hat. Die Menschen fühlen sich vielleicht mehr mit Jesus verbunden. Aber Jesus kam eigens auf diese Erde, um uns mit unserem Vater zu versöhnen – um unsere Sünde auf sich zu nehmen, damit wir nicht wieder vom Vater getrennt sind. *„Aber das alles kommt von Gott, der uns durch Christus mit sich versöhnt und uns den Dienst der Versöhnung aufgetragen hat“* (2. Korinther 5,18 REÜ).

Es liegt dem Vater am Herzen, dass Sie wissen, wie wertvoll Sie für ihn sind. Er bezeichnet Sie als seine Geliebten. *„Zieht nun an als Auserwählte Gottes, als Heilige und Geliebte ...“* (Kolosser 3,12). *„Ich werde Nicht-mein-Volk mein Volk nennen und die Nicht-Geliebte Geliebte“* (Römer 9,25). Als Philippus Jesus fragte: *„Zeige uns den Vater“* (Johannes 14,8), antwortete Jesus: *„Wer mich gesehen hat, hat den Vater gesehen“* (Johannes 14,9). Wie Jesus lehrte, sprach und handelte, war ein Spiegelbild des Vaters. Das bedeutet, dass die Liebe des Vaters zu uns der Grund dafür war, dass Jesus die vielen Menschen heilte, böse Geister abwies, Tausende speiste und Menschen von den Toten auferweckte.

Manchmal haben wir keine Verbindung zu Gottes Liebe, weil unser irdischer Vater kein gutes Abbild des himmlischen Vaters war bzw. ist. Viele von uns straucheln in Bezug auf die Liebe des Vaters, weil wir unseren irdischen Vater nie sagen hörten, dass er uns liebt. Überall auf der Welt haben Menschen in unseren Konferenzen zugegeben, dass sie ihren Vater nie diese drei einfachen Worte sagen hörten: „Ich liebe dich.“ Das war auch meine persönliche Erfahrung. Infolgedessen haben wir ein Problem damit, unsere Identität als Söhne bzw. Töchter unseres himmlischen Vaters zu verstehen. Unsere wahre Identität bekommt einen Bruch. Das macht uns krank. Wir wollen auf keinen Fall von unserem himmlischen Vater getrennt sein.

Eines der Dinge, die ich seit Jahren tue, um Menschen zu helfen, mit dem Schaden umzugehen, den ein irdischer Vater angerichtet hat, ist etwas, das ich *Die Vermittlung der Vaterliebe* nenne. Wenn Sie Ihren irdischen Vater noch nie sagen gehört haben: „Ich liebe dich“, dann bitte ich Sie, Ihr Herz zu öffnen und diese Worte für Ihr Leben zu empfangen:

> Anstelle des Vaters, der Ihnen nicht gesagt hat, nicht sagen konnte oder wollte – oder vielleicht einfach nicht wusste, wie er es tun sollte – dass er Sie liebt, möchte ich Verantwortung für Ihr Leben übernehmen. Ich frage Sie deshalb: „Wollen Sie ihm vergeben, dass er Ihnen nicht gesagt hat: ‚Ich liebe dich'?" Es tut mir sehr leid, dass er das nie getan hat und dass er Sie durch sein schlechtes Verhalten und seine Härte vielleicht verletzt hat, sodass Sie sich innerlich gestrandet fühlen. Dabei hätten Sie ihn doch so sehr gebraucht.
> Anstelle dieses Vaters möchte ich Ihnen diese Worte für Ihr Leben mitgeben: „Ich liebe dich. Ich bin sehr stolz auf dich. Ich bin froh, dass du geboren wurdest. Du bist ein guter Sohn bzw. eine gute Tochter."

Nehmen Sie diese Worte von ganzem Herzen an.

Trennung von uns selbst und anderen

> *Das zweite [große Gebot] ist ebenso wichtig: Liebe deinen Nächsten wie dich selbst!* (Matthäus 22,39).

Die zweite Ursache der Krankheit ist die Trennung von uns selbst. Ich habe entdeckt, dass es unmöglich ist, sich selbst zu lieben, wenn man die Liebe des Vaters zu sich nicht angenommen hat. Ich habe in den letzten mehr als drei Jahrzehnten Tausende von Menschen gesehen, die intensiv mit Selbsthass, Selbstverachtung, Verbitterung gegen sich selbst und Schuldgefühlen zu kämpfen hatten. Die Liebe des Vaters nicht anzunehmen und sich stattdessen selbst zu hassen, ist eine tief verwurzelte Lüge des Feindes, die viele schwere Krankheiten und Störungen mit sich bringt. Wenn Sie damit zu kämpfen haben, müssen Sie lernen, sich selbst in Ihrer Beziehung zu Gott anzunehmen und sich so zu lieben, wie Gott Sie sieht, und sich nicht auf die Täuschung des Selbsthasses und der Schuldgefühle einzulassen. Gott liebt Sie! Er erklärt es in seinem Wort, wie wir bereits gesehen haben. Dies ist ein wichtiges Bindeglied auf dieser Reise zur Identifizierung der geistlichen Ursache von Krankheiten.

Die dritte Ursache der Krankheit ist die Trennung von anderen. Damit öffnen wir Tür und Tor für geistlich verursachte Krankheiten. Unversöhnlichkeit und Bitterkeit können tief in Ihrem Inneren zu einer Wurzel werden, die die Menschen um Sie herum verunreinigt und Ihren Körper extrem anfällig für Krankheiten macht. Die Bibel warnt uns: „*... achtet darauf, dass nicht jemand an der Gnade Gottes Mangel leidet, dass nicht irgendeine* ***Wurzel der Bitterkeit*** *aufsprosst und euch zur Last wird und durch sie viele verunreinigt werden*“ (Hebräer 12,15).

Bitterkeit ist eine tief verwurzelte Sünde, weil Sie sich in der Situation für Gott halten, über Recht und Unrecht urteilen und sich entscheiden, nicht zu vergeben. Es ist eine hässliche Sünde, die wie Säure ätzt und Ihre Seele zerfrisst. Zuerst vergiftet sie den Geist und dann den Körper. Seien Sie gut zu sich selbst. Schließen Sie Frieden mit Ihren Familienmitgliedern, kirchlichen Leitern, Brüdern und Schwestern in Christus und allen anderen, von denen Sie verletzt oder beleidigt worden sind. Gott befiehlt es und er weiß, dass es Ihr Leben zerstören wird, wenn Sie in Unversöhnlichkeit und Bitterkeit leben.

Wenn also die Ursache von 80 Prozent aller chronischen Krankheiten geistlicher Natur ist, dann beginnen 80 Prozent aller Heilungen mit der *Wiederherstellung unserer Beziehungen zu Gott, zu uns selbst und zu anderen!* Woher ich das weiß? Nach jahrzehntelangem intensivem Studium von Krankheiten und Tausenden von Fallstudien habe ich erlebt, wie erfolgreich die Anwendung der Wahrheiten sein kann, die Sie im Folgenden erfahren werden. Wir werden auf unserer Reise zur Heilung sehr detailliert darlegen, wie unsere Beziehung zu Gott, zu uns selbst und zu anderen wiederhergestellt werden kann.

Von Krankheit geheilt

Jetzt möchte ich eine Frau namens Christine zu Wort kommen lassen, die zu uns kam, um zu erfahren, wie sie von der Basedow-Krankheit geheilt werden kann.

Vor über sechzehn Jahren wurde bei mir Morbus Basedow diagnostiziert, eine Autoimmunerkrankung, bei der der Körper das

Gewebe der gesunden Schilddrüse angreift, als wäre es ein Feind. Die Folge ist eine überaktive Schilddrüse, die zu viel des Hormons Thyroxin produziert. Ich kämpfte vierzehn Jahre lang mit der Basedow-Krankheit und hatte deswegen fünf Fehlgeburten. Während meiner „Schilddrüsenstürme", wenn ich von Herzrhythmusstörungen, Zittern, Angstzuständen und Verwirrung geplagt wurde, hatte ich das Gefühl, den Verstand zu verlieren. Auch meine älteren Kinder dachten, ich würde verrückt werden! Ich war sehr schwach und hatte überhaupt keine Kraft mehr. Zu diesem Zeitpunkt schien es, als würde mein Leben zu Ende gehen, obwohl ich erst Anfang vierzig war. Ich fühlte mich hoffnungslos.

Während der Jahre, in denen ich mit Morbus Basedow kämpfte, versuchte ich viele Wege, um geheilt zu werden. Als die Ärzte und Endokrinologen kein Heilmittel finden konnten, wandte ich mich alternativen Methoden zu, darunter ätherischen Ölen, naturheilkundlichen Ärzten und fünfzehn Nahrungsergänzungsmitteln, die ich jeden Tag einnahm. Die Ergebnisse waren die gleichen: Ich war unheilbar.

Zum Glück hatte ich eine Freundin, die an einem *For-My-Life-Seminar* teilgenommen hatte. Eines Tages sagte sie zu mir: „Ich glaube, du hast einen Geist der Angst." Ich wusste nicht, wovon sie sprach, aber ich war neugierig. Ich reiste von Colorado zum *Be-in-Health*-Zentrum in Georgia. Ich erwartete nicht, geheilt zu werden; ich dachte nur, dass man mir vielleicht helfen könnte, mich ein wenig besser zu fühlen. Aber ich hatte mich geirrt. Gott hatte dort so viel mehr für mich. Der ganze Prozess der Wiederherstellung, der mich zur Liebe des Vaters zurückbrachte, war sehr intensiv. Ich kämpfte damit zu glauben, dass ich Gottes geliebtes Kind war. Ich bekannte es immer wieder meiner Familie gegenüber, damit ich meine eigenen Worte hören konnte. Als ich es schließlich selbst glaubte, begann meine Heilung schnell zu verlaufen.

Ich verließ das *For-My-Life-Seminar* im März. Im Mai desselben Jahres hatte ich einen Termin bei meiner Heilpraktikerin in Arizona, die alle meine Bluttests durchgeführt hatte. Nachdem sie mich erneut untersucht hatte, staunte sie über meine Testergebnisse und sagte: „Christine, ich weiß nicht, was Sie getan haben, aber Ihre Schilddrüse ist völlig normal! Ihre TSH[4]-, T3- und T4-Hormonwerte sind alle normal!“ Sie ordnete eine neue Ultraschalluntersuchung an, und stellte fest, dass mein Kropf vollständig verschwunden war! Ich hatte Tausende von Dollar ausgegeben, um Kliniken aufzusuchen, mit Naturheilmitteln zu experimentieren und über Jahre hinweg täglich diese fünfzehn Nahrungsergänzungsmittel einzunehmen. Meine Heilung kam ohne Medikamente, ohne Nahrungsergänzungsmittel! Mein größter Segen? Ich bekam im Alter von sechsundvierzig Jahren ein Baby! Er ist der perfekte Zuwachs für unsere Familie!

Ich habe in meinem Leben eine echte Wiederherstellung erlebt. Gott hat mir die verlorenen Jahre nicht nur zurückerstattet, sondern hat mir auch in hohem Maß Wiederherstellung geschenkt. Ich fühle mich voller Leben. Ich fühle mich so jung wie seit Jahren nicht mehr und habe viel mehr Energie als je zuvor – und einen beständigen Frieden und Freude. Das Wichtigste, wirklich die wichtigste Botschaft, war die Wiederherstellung der Beziehung zu meinem himmlischen Vater. Ich weiß jetzt wirklich, dass ich von ihm geliebt bin.

[4] Schilddrüsenstimulierendes Hormon.

KAPITEL 3

Wie sind Krankheiten entstanden?

Bei allen drei geistlichen Trennungen, die wir gerade besprochen haben, werden wir von einem unsichtbaren Feind dazu verleitet, unsere Liebe zu Gott, zu uns selbst und zu anderen zurückzuweisen. Dieser unsichtbare Feind, der einen Ort findet, an dem er sich einschleichen kann, um uns zu zerstören, ist Satan. Jesus nennt ihn einen Dieb und sagt über ihn: *„... der Dieb kommt nur, um zu stehlen und zu schlachten und zu verderben“* (Johannes 10,10). Der Apostel Paulus warnt uns davor, *„die Absichten* [Satans] *nicht zu kennen“* (2. Korinther 2,11). Mit „Absichten“ sind hier die Methoden, Lügen und Praktiken des Teufels gemeint – die Art und Weise, wie er seit dem Garten Eden intrigiert, um Gottes Volk zu zerstören. Wenn Sie sich auf die Lügen des Feindes einlassen, leiden Sie am Ende unter ihm. Sie müssen wissen, wie der Feind vorgeht. Sie müssen seine Absichten verstehen, damit Sie ihm in Ihrem Leben einen Riegel vorschieben können! Wir müssen uns ansehen, wie das geschieht und wie die Krankheit überhaupt erst entstanden ist.

Wissen Sie, wie viele Krankheiten es gibt? Bis heute wurden über dreitausend Krankheiten und Störungen identifiziert! Woher kommen sie? Sie kommen nicht von Gott! Als er den Menschen schuf, schuf er etwas, das sehr gut war, aber dann kam etwas dazwischen, das nicht gut war. Das ist der Feind, der auf der Lauer liegt und dessen einziges Ziel es ist, Gottes Plan zu durchkreuzen und die Menschen zu zerstören, die Gott geschaffen hat. Sein Name ist Satan, und das Ziel seines finsteren Reiches ist, zu stehlen, zu töten und Gottes Volk auf der Erde zu vernichten.

Wie die Krankheit in die Welt kam

Fangen wir also ganz am Anfang an, mit Adam und Eva.

Laut 1. Mose 2, wandelte Adam „in der Kühle des Abends" mit seinem Schöpfer, noch bevor Eva auf der Bildfläche erschien. Adam wurde kurz vor der Erschaffung Evas von Gott das erste Gesetz gegeben: *„Und der HERR, Gott, gebot dem Menschen und sprach: Von jedem Baum des Gartens darfst du essen; aber vom Baum der Erkenntnis des Guten und Bösen, davon darfst du nicht essen; denn an dem Tag, da du davon isst, musst du sterben!"* (1. Mose 2,16-17).

Im Garten Eden kam Satan, der große Verführer, zu Eva und veränderte das Wort Gottes. *„Und die Schlange war listiger als alle Tiere des Feldes, die der HERR, Gott, gemacht hatte; und sie sprach zu der Frau: Hat Gott wirklich gesagt: Von allen Bäumen des Gartens dürft ihr nicht essen?"* (1. Mose 3,1). Mit anderen Worten: „Ist es das, was Gott wirklich gesagt hat?" Als Eva antwortete, Gott habe gesagt, sie würden sterben, wenn sie die Frucht eines bestimmten Baumes essen würden, log Satan, um Gottes Wort zu widersprechen. *„Da sagte die Schlange zur Frau: Keineswegs werdet ihr sterben! Sondern Gott weiß, dass an dem Tag, da ihr davon esst, eure Augen aufgetan werden und ihr sein werdet wie Gott, erkennend Gutes und Böses"* (1. Mose 3,4-5). Mit anderen Worten, er flüsterte ihr die große Täuschung zu, die wir heute noch hören: „Gott hat euch belogen … es gibt wirklich einen besseren Plan."

Sie wissen, was dann geschah. Eva brach die Frucht ab, aß sie und reichte sie dann ihrem Mann, der direkt neben ihr stand. Sie wiederholte die Lüge des Feindes: „Adam, wir werden nicht sterben; unsere Augen werden für Gut und Böse geöffnet. Es wird uns weise machen!" – und er aß. Sofort wurden ihre geistlichen Augen geöffnet, doch in diesem Moment überflutete sie nicht die Weisheit, sondern das Böse. Sie sahen ihre Nacktheit vor einem heiligen Gott und versteckten sich vor Angst vor ihm. Adam, der Sohn Gottes, fürchtete sich plötzlich vor dem Einen, mit dem er in perfekter Gemeinschaft gewandelt war.

Als der Abend nahte, war es Zeit für den Herrn, sich mit ihnen zu treffen. In 1. Mose 3 lesen wir, dass der Herr sie suchte und etwa so rief: „Wo bist du, Adam?" Adam hatte schließlich den Mut, zu antworten: „Hier sind wir, Herr! Hier draußen im Gebüsch." „Warum versteckst du dich vor mir, Adam?" „Weil wir nackt sind, Herr." Lesen Sie nun die Worte des Herrn in 1. Mose 3,11: *„Und er* [Gott] *sprach: Wer hat dir erzählt, dass du nackt bist?"* Gott wusste, warum sie sich versteckt hatten. Er wusste, dass es Satan war, der Adam und Eva verführt hatte und sie nun mit Gedanken der Angst, Schuld und Scham überhäufte. Aber er wollte wissen, ob Adam wusste, wer gekommen war, um ihn und seine vollkommene Gemeinschaft mit Gott zu zerstören.

Dies war der Beginn von Adams und Evas Weg in ein Leben der Versuchung und Sünde. Als Adam und Eva rebellierten und dem ersten Gesetz Gottes nicht gehorchten, kamen Sünde und Tod – sowohl geistlich als auch körperlich – in die Welt. Tod und Krankheit kamen durch ihren Ungehorsam auf diesen Planeten. Infolgedessen wurden Sünde, Krankheit und Tod von Generation zu Generation weitergegeben, und wir kämpfen noch heute gegen sie. Dies ist der Ursprung der Krankheit.

Gott sei gedankt, dass er einen Plan hatte, um uns vor dem zu retten, was Satan für unsere totale Zerstörung vorgesehen hatte. Er hatte den Plan, durch seinen Sohn Jesus ein Volk zu erlösen, das ihn lieben würde. Gott gab uns einen Plan für unsere ewige Erlösung durch den Tod und die Auferstehung Jesu Christi. Er hat uns auch einen Plan gegeben, wie wir Satans Pläne in unserem Leben auf der Erde vereiteln können. Warum also halten sich Christen nicht immer an diesen Plan?

Es gibt zwei Königreiche

Dieser Bericht über Adam und Eva offenbart eine wichtige biblische Wahrheit: Krankheit ist kein Zufall, sondern ein von Satan, unserem geistlichen Feind, und seinem dunklen Reich geplantes Ereignis. Viele Christen haben vergessen, dass wir einen verborgenen Feind haben, der es auf unser Verderben abgesehen hat. Erinnern Sie sich noch an den Bibelvers, in dem es heißt: *„Mein Volk kommt um aus Mangel an Erkenntnis"* (Hosea 4,6)? Gott hat hier nicht nur zu den Heiligen des Alten Testaments gesprochen. Ich sehe den gleichen Mangel an Wissen in der heutigen Kirche. Die Menschen haben keine Ahnung von geistlicher Kampfführung.

Die geistliche Welt ist ein Ort, an dem intelligente Wesen existieren, die keine Körper im physischen Sinn haben. Es gibt zwei Reiche in dieser unsichtbaren Welt. Das eine ist das Reich Gottes, das der Vater vom Himmel aus regiert. Der Himmel ist nicht weit weg, er befindet sich nur auf der anderen Seite dessen, was wir sehen können, in einer anderen Dimension. Dann gibt es das Reich der Finsternis, das von gefallenen geistlichen Wesen bewohnt wird und von dem ehemaligen Erzengel Satan regiert wird. Dieses Reich mag in unserem „modernen Zeitalter" nicht real erscheinen, aber es ist in der Bibel zu unserem Nutzen klar definiert.

Jesus sprach mit großem Bewusstsein über dieses böse Reich, als er sagte: *„Und wenn der Satan den Satan austreibt, so ist er mit sich selbst entzweit. Wie wird denn sein Reich bestehen?"* (Matthäus 12,26). Jesus beschuldigte die Pharisäer, mit dem Bösen gemeinsame Sache zu machen: *„Ihr habt den Teufel zum Vater und ihr wollt das tun, wonach es euren Vater verlangt. Er war ein Mörder von Anfang an. Und er steht nicht in der Wahrheit; denn es ist keine Wahrheit in ihm. Wenn er lügt, sagt er das, was aus ihm selbst kommt; denn er ist ein Lügner und ist der Vater der Lüge"* (Johannes 8,44 REÜ).

Der Apostel Paulus hat uns auch gewarnt, dass unser Kampf im Leben nicht gegen Fleisch und Blut ist, das wir sehen können. *„Denn unser Kampf ist nicht gegen Fleisch und Blut, sondern gegen die Gewalten, gegen die Mächte, gegen die Weltbeherrscher dieser Finsternis, gegen die geistigen Mächte der Bosheit in der Himmelswelt"* (Epheser 6,12). Ihr Kampf richtet sich nicht gegen andere, nicht einmal gegen Sie selbst. Sie kämpfen gegen ein böses Reich voller Gewalten, Mächte, Weltbeherrscher der Finsternis und geistiger Mächte der Bosheit, die Sie mit Ihren physischen Augen nicht sehen können.

Genau wie Adam und Eva kämpfen Sie gegen einen verborgenen Feind, der Sie zu seinem Ebenbild formen will, aber dieses Ebenbild ist das Ebenbild von Krankheit und Tod. Adam und Eva haben sich dieses Bild zu eigen gemacht. Das Bild von Jesus Christus ist das Bild der Ganzheit und des Lebens. Sie müssen lernen, sich auf Jesus und sein Bild einzulassen! Es ist für unser Leben und unsere Gesundheit von entscheidender Bedeutung, dass wir die biblische

Wahrheit verstehen, dass es in der geistlichen Welt zwei Reiche gibt: eines der Finsternis und eines des Lichts. Jesus sandte Paulus zu den Menschen, *„... um ihnen die Augen zu öffnen. Denn sie sollen sich von der Finsternis zum Licht und von der Macht des Satans zu Gott bekehren"* (Apostelgeschichte 26,18 REÜ). Zwischen diesen beiden Reichen herrscht ein großer Krieg. Wenn wir nicht verstehen, was in der geistlichen Welt vor sich geht, werden wir Opfer unserer eigenen Unwissenheit.

Sie sind nicht ihre Krankheit!

Lassen Sie sich nicht auf den Geist des Todes ein! Gott hat Sie mit einer Bestimmung und einem Plan geschaffen. Gott hat Sie zum Leben erschaffen. Es ist der Feind, der den Plan Gottes für Sie zunichtemachen will. *Sie sind nicht Ihre Krankheit.* Erinnern Sie sich daran: „Ich mag eine Krankheit *haben*, aber ich *bin keine* Krankheit!" Nennen Sie es nicht „meine Krankheit". Es gibt eine Sünde, die Sie gequält hat, aber Sie sind nicht die Sünde. Sie sind ein Kind Gottes! Nehmen Sie die große Liebe des Vaters zu Ihnen an; er hat Sie dazu berufen, zu ihm zu gehören! *„Ich habe dich je und je geliebt, darum habe ich dich zu mir gezogen aus lauter Güte"* (Jeremia 31,3 LUT). Nicht Sie sind das Problem, sondern der Teufel. Hören Sie auf, auf ihn zu hören!

Mein Wunsch ist es, Ihnen die Augen zu öffnen für Gottes Wahrheit, was die geistliche Ursache aller Krankheiten angeht und wie Sie von Krankheiten frei werden können. Ich möchte, dass Sie sich mir auf diesem Weg der Freiheit anschließen. Ich möchte, dass Sie sich auf das Leben einlassen! Ich möchte, dass Sie alles besiegen, was Gott hasst. Ich möchte Ihnen keine Nachahmung des Humanismus anbieten, sondern die Wahrheit aus Gottes Wort. *„Ihr werdet die Wahrheit erkennen, und die Wahrheit wird euch frei machen"* (Johannes 8,32). Ich möchte, dass Sie frei von den Fesseln und dem Fluch der Krankheit leben. Satan hat vielleicht böse Absichten, aber Gott zeigt uns, wie wir ihn besiegen und gesund sein können.

Wie wählen wir das Leben?

„Ich habe dir Leben und Tod, Segen und Fluch vor Augen gestellt; darum wähle das Leben" (5. Mose 30,19). Mose hat diese Entscheidung vor Tausenden von Jahren dem Volk Gottes vorgelegt, und wir müssen heute dieselbe Entscheidung treffen – die Entscheidung zwischen Leben und Tod, Segen und Fluch. Während seiner letzten Ansprache an die Israeliten gab Mose diese mächtige Botschaft Gottes weiter. *„Ich rufe heute den Himmel und die Erde als Zeugen gegen euch auf:* ***Das Leben und den Tod*** *habe ich dir vorgelegt, den Segen und den Fluch! So wähle das Leben, damit du lebst, du und deine Nachkommen"* (5. Mose 30,19).

Leben und Segen entstehen aus dem Gehorsam gegenüber Gott. *„Und es wird geschehen,* ***wenn du der Stimme des HERRN, deines Gottes, genau gehorchst,*** *dass du darauf achtest, all seine Gebote zu tun, die ich dir heute befehle, dann wird der HERR, dein Gott, dich als höchste über alle Nationen der Erde stellen. Und* ***alle diese Segnungen*** *werden über dich kommen und werden dich erreichen, wenn du der Stimme des HERRN, deines Gottes, gehorchst"* (5. Mose 28,1-2). Achten Sie auf das, was Gott versprochen hat! Wenn sie sich für Gottes Stimme entscheiden würden – *wenn sie sich für das Leben entscheiden würden* – dann würden sie *„als höchste über alle Nationen der Erde"* gestellt sein und es würden sie mehr Segnungen *„erreichen"*, als sie zählen könnten. Diese Segnungen würden sie erreichen, ***wenn*** sie auf den Herrn hörten und ihm gehorchten. Was für ein Versprechen!

Das war jedoch noch nicht das Ende von Moses Botschaft. Er schloss eine Warnung an, die die Israeliten niemals vergessen sollten. *„****Es wird aber geschehen,*** *wenn du der Stimme des HERRN, deines Gottes, nicht gehorchst, sodass du nicht darauf achtest, all seine Gebote und seine Ordnungen zu tun, die ich dir heute gebiete, dann werden* ***all diese Flüche*** *über dich kommen und dich erreichen"* (5. Mose 28,15). In den nächsten dreiundvierzig *Versen* beschrieb Mose die Flüche – die katastrophalen Ereignisse und die Krankheiten –, die Gottes auserwähltes Volk heimsuchen würden, sollten sie sich entscheiden, nicht auf ihn zu hören und seine Gebote nicht zu befolgen. Durch ihren Ungehorsam würden sie sich für die

Lügen des Feindes öffnen, die Flüche zur Folge haben würden ... und viele dieser Flüche sind Krankheiten..

Verstehen Sie mich bitte richtig – ich bin kein Anhänger von Gesetzlichkeit. Mir geht es um etwas, das sich Herzensänderung nennt. Mir geht es darum, dass wir das Wort Gottes verstehen, denn es ist die Wahrheit – die Wahrheit, die uns Freiheit von Krankheiten bringt. Manche Leute sagen, das Alte Testament sei nichts für Christen von heute. Im Alten Testament sagt Gott zu seinem Volk, er werde diejenigen segnen, *„die mich lieben und meine Gebote halten"* (5. Mose 5,10). Im Neuen Testament sagte Jesus zu seinen Jüngern: *„Wenn ihr mich liebt, so werdet ihr meine Gebote halten"* (Johannes 14,15). Und in 1. Johannes 5,3 heißt es: *„Denn dies ist die Liebe zu Gott: dass wir seine Gebote halten; und seine Gebote sind nicht schwer."* In der ganzen Bibel fordert Gott uns auf, seine Gebote zu befolgen, weil dies sein Wille ist, und auch, weil diese Gebote zu unserem Wohl, unserem Schutz und unserer Gesundheit geschaffen wurden.

Was genau ist ein Fluch?

Ungehorsam gegenüber Gott kann einen Fluch der Krankheit nach sich ziehen. Was genau ist ein Fluch? Die Menschen haben Angst vor diesem Wort, und in der Kirche wird heute nicht viel darüber gesprochen. Ich beschloss, eine kleine Wortstudie über das hebräische Wort für *Fluch* auf der Grundlage von 5. Mose 28 durchzuführen. Das erste Wort, das ich für die Bedeutung von *Fluch* fand, war *Herabsetzung*. In dem Moment kam mir eine Bibelstelle aus dem Neuen Testament in den Sinn. Jesus sagte: *„Der Dieb kommt nur, um zu stehlen und zu schlachten und zu verderben. Ich bin gekommen, damit sie Leben haben und es in Überfluss haben"* (Johannes 10,10). Dieser Dieb, Satan, ist der Feind, der Bösewicht in unserem Leben. Mein Studium hat auch ergeben, dass ein Fluch *eine Abschwächung* des Segens ist. Das Wort *Abschwächung* bedeutet „Verringerung" oder „Reduzierung". Der Bösewicht, der Satan, kommt also, um den Segen Gottes zu schmälern, zu verringern oder ihm seine Kraft zu nehmen. Der Fluch ist das Werk dieses Bösewichts.

In der Ansprache Moses an die Israeliten in 5. Mose 28 finden wir jede dem Menschen bekannte Kategorie von Krankheiten. Gott nannte diese Krankheiten das Ergebnis eines Fluches – eine Minderung seines Segens. In meinem Dienst begegnete ich viel zu vielen neutestamentlichen Gläubigen, die von genau den gleichen Krankheiten geplagt wurden, wie sie in 5. Mose 28 aufgelistet sind. Sie hatten Autoimmunerkrankungen, Herzkrankheiten, Verdauungsstörungen, Krebs oder Depressionen. Ich begann mich zu fragen: „Warum werden diese biologischen und psychischen Erkrankungen im Alten Testament als Fluch bezeichnet, aber die gleichen Dinge, die bei den Heiligen des neutestamentlichen Bundes vorkommen, werden nicht als Fluch bezeichnet?"

Können Flüche heutzutage Christen betreffen?

Ich meine das sehr ernst. Unsere Welt und sogar die Kirche ist voll von jedem Werk des Teufels, das in 5. Mose 28 als Fluch bezeichnet wird. Krankheiten, Syndrome, Depressionen, Angstzustände, familiäre Zwietracht, Verlust des Arbeitsplatzes – es ist alles dabei. Unser Leben wird angegriffen, nicht nur unser Körper. Das wirft eine wichtige Frage auf: Können Christen heute von Flüchen betroffen sein? Die Bibel sagt uns, dass ein Fluch ohne Ursache – ohne einen Grund für sein Vorhandensein – uns nicht beeinträchtigen kann. *„Wie der Sperling hin und her flattert, wie die Schwalbe wegfliegt, so ein unverdienter Fluch: Er trifft nicht ein"* (Sprüche 26,2).

Hat Christus nicht den Fluch von Adam und Eva durch seinen Tod am Kreuz beendet? *„Christus hat uns losgekauft von dem Fluch des Gesetzes, indem er ein Fluch für uns geworden ist"* (Galater 3,13). Ja, das hat er getan, und durch seinen Tod und seine Auferstehung hat er es uns ermöglicht, in Gerechtigkeit und Ganzheit zu leben.

Wie können dann Christen, die mit dem Blut des Lammes bedeckt sind, unter der Last eines Fluchs stehen? Weil die Auswirkungen des Fluchs *eine Folge des Ungehorsams gegenüber Gottes Wort* sind, und Christen können gegenüber Gottes Wort genauso ungehorsam sein wie die Gläubigen des Alten Testaments. Flüche können kommen, weil wir ihnen die Erlaubnis dazu geben!

Ich spreche hier allerdings nicht davon, dass Christen von einem bösen Geist besessen sind. Ich spreche nicht davon, dass Sie Ihr Seelenheil verlieren. Ich spreche von der Knechtschaft unter dem Feind. Das bedeutet, dass Sie dem Gesetz der Sünde dienen, das Ihnen von Satan angeboten wird, anstatt dem Gesetz Gottes. Ein Fluch, der keine Ursache hat, kann die Erlösung eines Christen nicht beeinträchtigen. Aber er kann in Ihrem Leben Unheil anrichten, wenn Sie dem Bösewicht, der hinter dem Fluch steckt, die Erlaubnis dazu geben. Satan hat nicht alle Macht. Er kann Sie nur mit Ihrer Erlaubnis beeinflussen, wenn Sie sich das Gesetz der Sünde zu eigen machen. Wie können wir dem Teufel diese Erlaubnis geben? *Indem wir Gott und seinem Wort nicht gehorchen und stattdessen dem Gesetz der Sünde gehorchen.* Aber Gott hat uns einen Weg bereitet, um vom Gesetz der Sünde frei zu werden.

Gottes Denken ist überlegen, und Satans Denken ist minderwertig. *„Ihr seid aus Gott, Kinder, und habt sie überwunden, weil der, welcher in euch ist, größer ist als der, welcher in der Welt ist“* (1. Johannes 4,4). Gott, der in Ihnen ist, ist größer als der Feind, der in der Welt ist. Sie entscheiden sich, wem Sie dienen wollen. Gott wird Sie auf Ihrem Weg in die Freiheit nicht im Stich lassen! Bleiben Sie mit mir auf diesem Weg zu Ihrer Gesundheit und Ganzheit. *„Seid stark und mutig, fürchtet euch nicht und erschreckt nicht vor ihnen! Denn der HERR, dein Gott, er ist es, der mit dir geht; er wird dich nicht aufgeben und dich nicht verlassen!“* (5. Mose 31,6). Haben Sie keine Angst vor diesem Kampf. Gott ist unser Sieg!

Kapitel 4

Den inneren Krieg gewinnen

Wussten Sie, dass, selbst wenn wir Christen sind, immer noch ein Krieg in uns stattfinden kann? Paulus, ein Apostel Jesu Christi, gestand, dass in seinem Inneren ein Kampf tobte – zwei Gesetze, die um seine Seele kämpften – das Gesetz Gottes und das Gesetz der Sünde. Paulus erklärte:

> *Denn das Gute, das ich will, übe ich nicht aus, sondern das Böse, das ich nicht will, das tue ich. Wenn ich aber das, was ich nicht will, ausübe, so vollbringe nicht mehr ich es, sondern die in mir wohnende Sünde. Ich finde also das Gesetz, dass bei mir, der ich das Gute tun will, nur das Böse vorhanden ist. Denn ich habe nach dem inneren Menschen* ***Wohlgefallen am Gesetz Gottes.*** *Aber ich sehe* ***ein anderes Gesetz in meinen Gliedern,*** *das dem Gesetz meines Sinnes widerstreitet und mich* ***in Gefangenschaft bringt unter das Gesetz der Sünde,*** *das in meinen Gliedern ist. Ich elender Mensch! Wer wird mich retten von diesem Leibe des Todes? –* ***Ich danke Gott durch Jesus Christus, unseren Herrn!*** (Römer 7,19-25).

Paulus' innerer Krieg

Der Kampf zwischen dem Gesetz der Sünde und dem Gesetz Gottes, der in Paulus vor zweitausend Jahren stattfand, findet auch heute noch in uns statt. Sie werden vielleicht fragen: „Ich dachte, wir ständen nicht mehr unter dem Gesetz?“ Wenn Paulus hier über das Gesetz Gottes spricht, meint er keine Regeln, sondern Gottes Wesen.

Gottes Gesetz ist ein Spiegelbild von seiner Gerechtigkeit. Gott ist gut; Gott ist Liebe; Gott ist Gerechtigkeit; Gott ist Barmherzigkeit; Gott ist Vergebung; Gott ist Treue. Diese Dinge und mehr sind sein Wesen und seine Gerechtigkeit – das Gesetz, das Gott versprochen hat, in unsere Herzen zu schreiben. *„Meine Gesetze gebe ich in ihren Sinn und werde sie auch auf ihre Herzen schreiben; und ich werde ihnen Gott und sie werden mir Volk sein"* (Hebräer 8,10).

Auf der anderen Seite des Kampfes findet sich das Gesetz der Sünde, welches das Wesen Satans ist: Rebellion, Gesetzlosigkeit, Hass, Mord, Böses und Unwahrheiten. Das Gesetz der Sünde wird immer versuchen, durch Versuchung mit dem Gesetz Gottes zu konkurrieren. In diesem Kampf sagt Paulus: „Das, was ich nicht tun möchte, das tue ich; und das Gute, das ich tun möchte, das tue ich nicht." Das klingt ziemlich genau wie bei uns, nicht wahr? Wie oft stellen Sie fest, dass alle möglichen Dinge, Umstände, Gedanken, Versuchungen und wer weiß, was noch, Ihren Weg behindern? Der Apostel Paulus identifiziert sich mit Ihnen. Als Apostel hatte er seinen eigenen Weg der Überwindung. Er teilte ihn uns mit, als er gestand, dass er manchmal genau die Dinge tat, die er nicht tun wollte.

Wenn er sagt: *„Wenn ich aber das,* ***was ich nicht will,*** *ausübe ..."* (Römer 7,20), sagt Paulus im Grunde: „Wenn ich Unversöhnlichkeit praktiziere, überkommt sie mich. Ich hasse es. Ich weiß, dass ich immer vergeben sollte, aber aus irgendeinem Grund ertappe ich mich dabei, dass ich Groll hege, Unrecht festhalte und Unversöhnlichkeit praktiziere. Ich hasse Unversöhnlichkeit, aber ich kann mich nicht davon abhalten, Unversöhnlichkeit *auszuüben."* Das ist dasselbe, wie zu sagen, dass das Gesetz Gottes – das Gesetz der Vergebung – böse und das Gesetz der Unversöhnlichkeit gut ist. Diese beiden Gesetze kämpfen also in Ihrem Inneren gegeneinander. Das Gesetz und das Wesen Gottes bringen Ihnen Gesundheit. Das Gesetz der Sünde und das Wesen Satans bringen Ihnen Krankheit. Die Frage, die Sie sich stellen müssen, ist: Von welchem Gesetz werden ich heute beeinflusst?

Die Schlinge des Feindes

Als ich vor über dreißig Jahren den Herrn fragte, warum ich in meinem Dienst als Pastor nicht mehr Heilung erlebte, führte mich Gott zu 2. Timotheus 2,24-26 (NEÜ):

> *Ein Diener des Herrn soll aber nicht streiten, sondern allen freundlich begegnen. Er sollte lehrfähig sein und sich nicht provozieren lassen, Widerspenstige aber mit Güte und Geduld zurechtweisen. Vielleicht gibt Gott ihnen ja die Möglichkeit zur Änderung ihrer Einstellung. Dann erkennen sie die Wahrheit, kommen wieder zur Besinnung und können sich* ***aus der Schlinge befreien, in der sie der Teufel für seine Absichten gefangen hält.***

Wow, was? *„... sich aus der Schlinge befreien, in der sie der Teufel für seine Absichten gefangen hält"!* „Herr", betete ich, „dieser Brief ist an Christen geschrieben; wie kann das geschehen?" Mir wurden die Augen geöffnet, als ich erkannte, was Paulus damit sagen wollte. Seine Worte zeigen, dass es im Leben eines Christen etwas geben kann, das dem Teufel das Recht gibt, ihn gefangen zu halten, ihm seinen Segen zu rauben und ihn krank zu machen. Ich möchte Sie daran erinnern, dass nicht alle Krankheiten auf diese Weise auf die Menschen kommen. Nicht jede Krankheit hat Sünde als geistliche Ursache, aber ich habe zweifellos festgestellt, dass ein großer Teil der chronischen Krankheiten, mit denen ich konfrontiert wurde, eine geistliche Ursache haben.

Jesus hat im Neuen Testament das Gesetz der Sünde und die Heilung mehr als einmal miteinander in Verbindung gebracht. Als er dem gelähmten Mann am Teich von Bethsaida begegnete, heilte Jesus ihn, indem er ihm sagte, er solle sein Bett aufheben und gehen. Stunden später trafen sie sich erneut im Tempel. Diesmal sagte Jesus demselben Mann, dass er nun, da er geheilt sei, nicht mehr sündigen solle, sonst würde ihm etwas viel Schlimmeres zustoßen. *„Danach findet Jesus ihn im Tempel, und er sprach zu ihm: Siehe, du bist gesund geworden. Sündige nicht mehr, damit dir nichts Ärgeres widerfährt!"* (Johannes 5,14). Dieser Mann war durch das Gesetz der Sünde krank geworden; Jesus ermutigte ihn, nicht mehr zu sündigen.

In anderen Fällen verwendete Jesus sowohl die Worte „Du bist geheilt" als auch „Deine Sünden sind dir vergeben", wenn er jemanden heilte. In Matthäus 9,1-5 und in Markus 2,5-10 wird die gleiche Heilung berichtet. *„Und siehe, sie brachten einen Gelähmten zu ihm, der auf einem Bett lag; und als Jesus ihren Glauben sah, sprach er zu dem Gelähmten: Sei guten Mutes, Kind, deine Sünden sind vergeben"* (Matthäus 9,2). Und der Mann wurde geheilt; er stand auf und konnte gehen. Wie wir aus der Heiligen Schrift ersehen können, kann es durchaus einen Zusammenhang zwischen Krankheit und dem Gesetz der Sünde in unserem Leben geben.

Buße ist kein schlechtes Wort

> *So führt Gott sie vielleicht noch zur Umkehr, dass sie zur Erkenntnis der Wahrheit kommen und, nüchtern geworden, sich aus der Schlinge befreien, mit der der Teufel sie eingefangen hat, damit sie ihm zu Willen seien* (2. Timotheus 2,25-26).

Paulus hat uns dieses Wort mitgeteilt, denn wenn wir die Wahrheit über Gottes Gesetz, über Gottes wahres Wesen kennen, bringt uns das zur *Buße*[1]. Buße ist kein schlechtes Wort. Es bedeutet nicht, dass Sie kein Christ oder ein schlechter Mensch sind. Paulus sprach zu den Gläubigen des Neuen Testaments, als er über Buße sprach. Können Sie sich vorstellen, zum Vater, dem Herrn der Schöpfung, zu gehen und zu sagen: „Vater, es tut mir leid. Ich komme zu dir in Jesu Namen, Vater. Ich habe dem Gesetz der Sünde Satans nachgegeben. Ich habe es befolgt, aber ich hasse es. Ich will es nicht mehr tun. Wie dein Wort es sagt, ist es nicht gut für mich. Ich komme zu dir, um die Verantwortung für meine Sünde zu übernehmen, und ich bereue, dass ich zugelassen habe, dass sie mein Leben beherrscht. Bitte vergib mir!"

Ist das schwer? Oft müssen wir uns zuerst mit der Sünde und den geistlichen Problemen auseinandersetzen, die unser Herz beeinflussen, bevor wir geheilt werden können. Das ist ein direkt vom Himmel

---

[1] Mit Buße tun ist hier ein Bereuen und eine Sinnesänderung gemeint. In diesem Buch werden die Begriffe „Buße", „Umkehr" und „Sinnesänderung" synonym verwendet, ebenso „Buße tun", „umkehren" und „umdenken".

verschriebenes Rezept. Dafür wird keine Krankenversicherung benötigt, aber es kann Sie vor unheilbaren Krankheiten bewahren! Sie können eine Menge tun, um Krankheiten in Ihrem Leben zu verhindern. Lesen Sie diese Wahrheiten sorgfältig und machen Sie sie sich zu eigen. Wir beschäftigen uns oft so intensiv damit, Symptome festzustellen und Krankheitsbilder zu definieren, dass wir gar nicht bedenken, warum wir überhaupt krank geworden sind.

Wenn wir uns zum ersten Mal an Gott wenden und anerkennen, dass Jesu Christus für uns gestorben und auferstanden ist, erleben wir die *Umkehr* (Buße) von unseren Sünden. Das ist unsere *Errettung.* Es wäre schön, wenn wir, sobald wir Christen geworden sind, nie wieder sündigen würden, aber so ist es nicht. Im 1. Johannesbrief steht, dass Christen immer noch sündigen, dass Gott aber immer gnädig ist, uns die Sünden zu vergeben: *„Wenn wir sagen, dass wir keine Sünde haben, betrügen wir uns selbst, und die Wahrheit ist nicht in uns. Wenn wir unsere Sünden bekennen, ist er treu und gerecht, dass er uns die Sünden vergibt und uns reinigt von jeder Ungerechtigkeit"* (1. Johannes 1,8-9).

Auch die Heiligung spielt eine wichtige Rolle dabei, dass wir frei von Krankheiten werden. Als Christen müssen wir weiterhin für Dinge in unserem Leben Buße tun, die nicht von Gott sind. Das ist unsere *Heiligung. Die* Heiligung ist ein lebenslanger Prozess für den Christen, in dem wir – durch die Freuden und Prüfungen des Lebens und durch unseren Gehorsam gegenüber Gott – lernen, „in Neuheit des Lebens [zu] wandeln": *„... damit, wie Christus aus den Toten auferweckt worden ist durch die Herrlichkeit des Vaters, so auch wir in Neuheit des Lebens wandeln"* (Römer 6,4b). Die Heiligung ist Gottes Plan für uns. Unsere Aufgabe ist es, seine Wahrheit anzunehmen, davon umzukehren, dass wir in bestimmten Punkten dem Gesetz der Sünde folgen, und ihm zu erlauben, uns in sein Bild zu verwandeln.

Es geht um Überführung, nicht um Verurteilung!

Es ist dabei wichtig, dass Sie auf Gottes Wahrheit über die Sünde in Ihrem Leben nicht mit Selbstverurteilung reagieren. Wir werden vom Heiligen Geist von unseren Sünden überführt, damit wir umkehren und frei werden, nicht, um verurteilt zu werden. Die Überführung durch den Heiligen Geist hilft uns, unsere Sünde zu erkennen, sodass wir sie bereuen und in der Freiheit Jesu Christi wandeln können. *„So gibt es jetzt keine Verdammnis mehr für die, welche in Christus Jesus sind, die nicht gemäß dem Fleisch wandeln, sondern gemäß dem Geist"* (Römer 8,1 SLT). Das alles gehört zum Prozess unserer Heiligung, unserer Veränderung, während wir in ihm wachsen.

Unsere größte Ermutigung ist dabei, dass der Heilige Geist da ist, um uns während des gesamten Heiligungsprozesses zu helfen. Die Bibel sagt uns: *„Wir alle aber schauen mit aufgedecktem Angesicht die Herrlichkeit des Herrn an und werden so verwandelt in dasselbe Bild von Herrlichkeit zu Herrlichkeit, wie es vom Herrn, dem Geist, geschieht"* (2. Korinther 3,18). Die Worte *„in dasselbe Bild verwandelt werden"* stehen im Präsens, in der progressiven Zeitform. Das bedeutet, dass die Verwandlung in das Bild Christi ein fortlaufender Prozess ist. Wir werden Christus immer ähnlicher, während wir unser Leben lang die Heiligung vollziehen.

Verstehen Sie bitte, dass Gott Ihr Leben nicht für Sie leben wird. Deshalb gibt Gott Ihnen die Verantwortung, an die Wahrheit des Wortes zu glauben, was den Kampf mit dem Gesetz der Sünde angeht. Sie müssen die Verantwortung für diesen Sieg übernehmen und aktiv werden; Sie müssen sich entscheiden, aufzuwachen, ein Überwinder zu sein und sich den Dingen des Feindes in Ihrem Leben zu stellen und sie in Jesu Namen zu besiegen. Lassen Sie sich auf den Prozess der Heiligung durch Gott ein, damit Sie in der Freiheit von Jesus Christus leben können!

Unversöhnlichkeit und Krankheit

Vor fast zwanzig Jahren erschien in der Zeitschrift *Newsweek* ein Artikel, der die Wissenschaft aufschreckte.[2] Es wurde herausgefunden, dass Vergebung und Unversöhnlichkeit die menschliche Gesundheit beeinflussen. Als die Medizin dies entdeckte, erklärte sie Unversöhnlichkeit zu einer Krankheit. Sie nannten sie eine Krankheit,

---

[2] Jerry Adler, „Forgive and Let Live" („Vergeben und leben lassen"), *Newsweek*, 3. Oktober 2004, https://www.newsweek.com/forgive-and-let-live-129513.

weil sie ihre Auswirkungen auf den menschlichen Körper erkannten. Die Bibel nennt sie jedoch nicht so. Die Bibel nennt Unversöhnlichkeit eine Sünde.

Unser größtes Problem bei der Überwindung von Krankheiten ist, dass die Menschen geheilt werden wollen, ohne die Sünden loszuwerden, die die Ursache der Krankheit sind. Eines der größten Hindernisse für die Heilung ist die Sünde der Unversöhnlichkeit. Wenn Sie sich entscheiden, nicht zu vergeben, folgen Sie dem Gesetz der Sünde. Unversöhnlichkeit ist eine der geistlichen Ursachen von Krankheiten. Halten Sie nicht an dem von anderen begangenen Unrecht fest. Seien Sie ein Täter des Wortes. Vergeben Sie!

Ich möchte mit Ihnen über die Macht der Reue über Unversöhnlichkeit bei der Heilung von Krankheiten sprechen. Vor einigen Jahren hatte ich die Gelegenheit, eine fünfzigjährige Pastorenfrau zu betreuen, bei der Brustkrebs im vierten Stadium diagnostiziert wurde. Der Krebs hatte Metastasen gebildet und die Ärzte machten ihr keine Hoffnung auf Überleben. Ihr Mann und die Ältesten ihrer Kirche hatten für sie gebetet, aber es gab keine Veränderung. Ihr Arzt, der auch Mitglied ihrer Kirche war, hörte von meiner Arbeit über die geistlichen Ursachen von Krankheiten und sagte zu ihr: „Vielleicht sollten Sie Pastor Wright anrufen."

Ihr Mann rief mich an, und dann kam seine Frau ans Telefon. Was danach folgte, war ein sehr offenes Gespräch. Diese Frau wollte ein weiteres Gebet für eine übernatürliche Heilung haben, aber ich suchte nach der geistlichen Ursache ihrer Krankheit, damit sie geheilt und befreit werden konnte. Ich sagte ihr: „Es haben schon viele für Sie gebetet. Wir müssen dem Wort Gottes folgen, was das Gesetz der Sünde und der Krankheit betrifft." Als wir über den Kampf gegen das Gesetz der Sünde sprachen, begann sie ihr Herz zu ergründen. Schließlich fragte ich sie: „Hegen Sie Unversöhnlichkeit oder Bitterkeit gegenüber einer anderen Frau?" Warum stellte ich diese Frage? Weil in den drei Jahrzehnten, in denen ich nun schon gegen Krankheit kämpfe, ein hoher Prozentsatz der Fälle gezeigt hat, dass eine Frau, die an Brustkrebs erkrankt, Bitterkeit und Unversöhnlichkeit in ihrem Leben hat, oft gegenüber einer anderen Frau.

Nach meiner Frage wurde die Frau sehr still. Dann gab sie zu: „Ja, das tue ich.“ Ich freute mich innerlich, wollte es mir aber nicht anmerken lassen, da ich wusste, dass wir uns in die richtige Richtung bewegten. In Jakobus 5,16 steht: *„Bekennt nun einander die Sünden und betet füreinander, damit ihr geheilt werdet!“* Ich wusste, dass ihre Heilung das bekennen ihrer Sünde, Umkehr und Vergebung erforderte.

Übernehmen Sie Verantwortung für ihr Leben

Ich fragte diese Frau, was sie dachte, was sie als Nächstes tun sollte. „Ich glaube, ich muss gegenüber dem Vater Buße tun.“ Sie dachte noch einmal nach und sagte dann: „Nun, ich denke, was ich tun muss, ist, es nicht nur dem Vater zu bekennen. Ich muss diese Frau kontaktieren, ihr beichten, dass ich diese Bitterkeit hatte, und sie bitten, mir zu vergeben.“ Sie rief sie an und sagte: „Ich war nicht bereit zu vergeben. Das hasse ich. Es ist eine Sünde in meinem Leben. Bitte, vergib mir.“ Ich wusste, dass ihr vergeben werden würde, wenn sie dem Vater beichtete und auch diese Frau um Vergebung bat. *„Denn wenn ihr den Menschen ihre Verfehlungen vergebt, so wird euer himmlischer Vater euch auch vergeben“* (Matthäus 6,14 SLT). Natürlich heißt es in der Schrift weiter: *„Wenn ihr aber den Menschen ihre Verfehlungen nicht vergebt, so wird euch euer Vater eure Verfehlungen auch nicht vergeben“* (Vers 15 SLT). Das dürfen wir nicht vergessen. Wir müssen vergeben!

Anderen zu vergeben ist einer der wichtigsten Schlüssel, um von Gott zu empfangen. Die Frau dieses Pastors traf die lebensverändernde Entscheidung, die Verantwortung für ihre Unversöhnlichkeit gegenüber dieser anderen Frau zu übernehmen. Sie ging mit einem reinen Herzen der Überführung auf sie zu, um ihr zu vergeben und sie um Vergebung zu bitten. Auch wenn der Krebs bereits Metastasen gebildet hatte, wusste ich, dass die Macht des Kreuzes die Macht des Feindes über sie brechen würde.

Ich habe nie wieder etwas von ihr gehört. Aber einige Monate später erhielt ich mit der Post ein Buch mit dem Titel *The Biblical*

Guide to Alternative Medicine[3], das Dr. Michael Jacobson, der Autor, signiert hatte. Er war der Arzt der Frau, der ihre Kirche in Cincinnati besuchte und ihr geraten hatte, mich anzurufen. Als ich sein Buch las, entdeckte ich, dass die Frau des Pastors vollständig von ihrem Krebs geheilt worden war! Gott war seinem Wort treu!

Wie kam es zu ihrer Heilung? Ich habe ihr einfach die Wahrheit gesagt. Sie musste gehorsam sein und den Rest tun. Ihr Herz öffnete sich und sie unterwarf sich Gott, indem sie ihre Sünde gegenüber dieser anderen Frau bekannte und bereute. Sie wurde zu einer Täterin des Wortes und nicht nur zu einer Hörerin. *„Seid aber Täter des Wortes und nicht allein Hörer, die sich selbst betrügen!“* (Jakobus 1,22). Warum sollen wir ein Täter des Wortes werden? Damit wir uns nicht mehr *selbst betrügen* und uns aus der Schlinge des Teufels (vgl. 2. Timotheus 2,26) befreien können!

Warum sollten sie die Sünde anderer auf sich nehmen?

Ich habe bereits gesagt, dass 20 Prozent der chronischen Krankheiten keine geistliche Ursache haben. Wenn Sie jedoch eine Krankheit haben, würden Sie dann nicht in der Heiligen Schrift nachschlagen und Ihr Herz erforschen wollen? Würden Sie nicht mit dieser Bitte aus Psalm 139 zu Gott gehen: *„Erforsche mich, Gott, und erkenne mein Herz. Prüfe mich und erkenne meine Gedanken! Und sieh, ob ein Weg der Mühsal bei mir ist, und leite mich auf dem ewigen Weg!“* (Psalm 139,23-24)? Löst es in Ihrem Inneren eine starke Reaktion aus, wenn Sie an eine bestimmte Person denken? Dann überlegen Sie, ob Sie dieser Person gegenüber vielleicht Unversöhnlichkeit oder Groll in Ihrem Herzen hegen. Wenn das, was Sie von Ihrer Heilung abhält, das Gesetz der Sünde ist – das Gegenteil des Wortes Gottes –, möchten Sie dann nicht lieber Buße tun und zu einem Leben der Ganzheit und Gesundheit überwechseln? Bekennen Sie es vor dem Herrn und seien Sie frei!

Wenn Sie sich stattdessen entscheiden, dem Gesetz der Sünde zu folgen und einer anderen Person Unrecht zuzufügen, wird dies wahrscheinlich eine Krankheit in Ihrem Körper hervorrufen. Und

[3] dt. „Der biblische Leitfaden für alternative Medizin“.

das gilt, obwohl diese Person gegen Sie gesündigt hat – Ihnen Unrecht getan, sie verraten hat. Es war ihre Sünde. Aber weil Sie daraufhin mit dem Geist der Bitterkeit übereingestimmt haben, haben Sie jetzt eine Krankheit.

Ich muss Ihnen eine sehr ernste Frage stellen. Ich möchte nicht, dass Sie diese Frage jemals vergessen, solange Sie leben, denn Ihr Leben hängt davon ab. *Warum sollten Sie die Sünden einer anderen Person in Ihren Körper aufnehmen?*

Jesus hat diese Sünde auf sich genommen, damit Sie es nicht tun müssen. Er hat der Person vergeben. Er ging ans Kreuz, und während er dort im Sterben hing, bat er seinen Vater, genau der Person zu vergeben, der Sie heute nicht vergeben wollen. Wenn Sie das Versagen einer anderen Person gegen Sie in Ihr Herz und in Ihren Körper aufnehmen, müssen Sie damit rechnen, dass Sie zu Lebzeiten Probleme bekommen werden. Seien Sie gut zu sich selbst und vergeben Sie der Person. Lassen Sie die Person los, bringen Sie Ihr Herz mit Gott ins Reine und gehen Sie dann in Freiheit weiter. Die Erinnerung wird Ihnen bleiben, aber Gott wird den Schmerz heilen. Das Beste, das Sie für sich selbst tun können, ist, anderen zu vergeben.

Seien Sie keine leichte Beute für Satan!

Gefühle können eine Quelle der Versuchung sein, die aus dem Reich des Satans kommt. So war es auch bei Adam und Eva. Sie hatten Gefühle und Gedanken. Sie ließen sich darauf ein. Dann folgten sie ihnen. Glauben Sie etwa, Sie seien keine leichte Beute für Satans Versuchungen? Glauben Sie bitte nicht, dass Sie nicht vom Gesetz der Sünde versucht werden oder dass Sie stärker als Paulus sind, wenn es darum geht, die Versuchung zu überwinden! Was ist mit Petrus? Beim letzten Abendmahl sagte Petrus im Grunde zu Jesus: „Heute Nacht werde ich diesen Tod mit dir sterben." Der Herr sah ihn über den Abendmahlstisch hinweg an und antwortete: „Petrus, heute Nacht wirst du mich dreimal verleugnen!" (vgl. z. B. Lukas 22,31-34).

Es ist klar, dass in uns ein Kampf im Gange ist. Gott hat Satan besiegt, aber der streift noch immer wie ein gefräßiger Löwe durch die Welt und sucht nach solchen, die er verschlingen kann. *„Seid* *nüchtern, wacht! Euer Widersacher, der Teufel, geht umher wie ein brüllender Löwe und sucht, wen er verschlingen kann"* (1. Petrus 5,8). Gott möchte uns durch sein Wort und seinen Heiligen Geist frei machen, aber der Feind möchte uns durch seine Lügen und Täuschungen gefangen nehmen. Sie haben die Wahl. Wen wollen Sie zu Ihrem Herrn machen?

Die Macht der Gnade und Barmherzigkeit

Bitte lassen Sie sich nicht entmutigen und haben Sie keine Angst vor dem Kampf, den wir zwischen dem Gesetz der Sünde und dem Gesetz Gottes führen müssen. Gott zeigt uns die Wahrheit, damit er uns frei machen kann. *„Wenn nun der Sohn euch frei machen wird, so werdet ihr wirklich frei sein"* (Johannes 8,36). Als Paulus den fundamentalen Kampf in seinem eigenen Leben betrachtete, rief er: „Wer wird mich retten?" Seine Antwort ist dieselbe wie unsere Antwort heute! *„Ich elender Mensch! Wer wird mich retten von diesem Leibe des Todes? – Ich danke Gott durch Jesus Christus, unseren Herrn!"* (Römer 7,24-25). Unser Sieg in diesem Kampf kommt von unserem Herrn Jesus Christus!

Leben, Tod und Auferstehung Jesu haben uns die Gnade und Barmherzigkeit des Vaters gebracht. Die Gnade Gottes gibt uns die Kraft, die richtigen Entscheidungen zu treffen. Gottes Gnade lehrt uns die Dinge, die wir als Kinder Gottes wissen müssen, und der Heilige Geist gibt uns die Kraft, den Einfluss Satans und das Gesetz der Sünde in unserem Leben zu besiegen. Der Kompagnon der Gnade ist die Barmherzigkeit. Barmherzigkeit ist die Zeit, die Gott uns gibt, um herauszufinden, was er uns durch sein Wort und durch seinen Geist sagt. Danken Sie Gott, dass wir im Zeitalter seiner Gnade und Barmherzigkeit leben!

In Liebe auf Gott eingehen

Durch Jesus Christus hat Gott die Macht des Gesetzes beseitigt und uns die Möglichkeit gegeben, mit unserem Herz auf ihn einzugehen – nicht aus Angst, nicht aus Gesetzlichkeit, sondern weil er uns liebt und wir ihn lieben. Sie können „gehen und nicht mehr sündigen" und dem Herrn erlauben, Sie in seiner Gnade und Barmherzigkeit zu erneuern. Das ist ein täglicher Vorgang für jeden von uns.

Öffnen Sie Ihr Leben nicht für die Lügen Satans. Manchmal fallen wir auf seine Täuschung herein und merken es nicht einmal. Halten Sie Ihre geistlichen Augen offen für die Wahrheit von Gottes Wort. Sie müssen der Unversöhnlichkeit nicht gehorchen. Sie müssen dem Zorn nicht gehorchen. Sie müssen der Angst nicht gehorchen. Sie müssen der Lust nicht gehorchen. Sie müssen der Scham nicht gehorchen. Sie müssen nichts gehorchen, was nicht Gottes Wesen entspricht. Wenn Sie alles getan haben, um zu widerstehen, dann bleiben Sie einfach dabei, Mann oder Frau Gottes! Bleiben Sie einfach standhaft (vgl. Epheser 6,13)! Lassen Sie den Feind Ihre Entschlossenheit erkennen. *„... stellt auch nicht eure Glieder der Sünde zur Verfügung als Werkzeuge der Ungerechtigkeit, sondern stellt euch selbst Gott zur Verfügung als Lebende aus den Toten und eure Glieder Gott zu Werkzeugen der Gerechtigkeit!"* (Römer 6,13). Sie müssen diese Entscheidung treffen.

Werden Sie sich die Freiheit aneignen, die der Vater durch das Blut seines Sohnes für Sie erworben hat? Werden Sie sich für das Wesen und das Gesetz Gottes oder für das Gesetz der Sünde entscheiden? Entscheiden Sie sich für Vergebung, Liebe und Frieden – oder entscheiden Sie sich für Unversöhnlichkeit, Bitterkeit, Hass, Angst und Sorge? Gott hat Ihnen eine Wahl gelassen. Wählen Sie das Leben!

KAPITEL 5

Wer steuert unsere Gedanken?

Woher kommen unsere Gedanken? Stammt alles, was wir denken, von uns selbst? Bei Christen ist es so, dass einige unserer Gedanken vom Heiligen Geist und einige unsere eigenen sind. Einige unserer Gedanken sind auch vom Feind, von Satan. Ihr Körper *reagiert* darauf, wer Sie in Gedanken sind. Das ist für einen Gläubigen nichts Neues. Gott hat uns bereits gesagt: *„Denn wie er in seinem Herzen denkt, so ist er* (Sprüche 23,7 KJV). Gott wusste, wovon er sprach! Es ist eine biologische Wahrheit, dass die Dinge, über die wir nachdenken und bei denen wir verweilen, tatsächlich Teil dessen werden, was wir sind. Wir werden niemals die geistlichen Ursachen von Krankheiten finden, wenn wir nicht zuerst die Biologie verstehen, wie unsere Gedanken unseren Körper beeinflussen.

Auch im medizinischen Bereich ist dies kein neues Konzept. Die Wissenschaft hat den Zusammenhang zwischen Körper und Seele schon vor langer Zeit entdeckt. Dies wird in allen medizinischen Ausbildungsstätten gelehrt. Was *nicht gelehrt* wird, sind die Zusammenhänge zwischen *Geist, Seele* (Gedanken) und Körper. Infolgedessen erkennen nicht viele Menschen, dass es nicht nur einen Zusammenhang zwischen Körper und Gedanken gibt, sondern dass auch unser Geist beteiligt ist – es ist eine Verbindung zwischen *Geist, Seele und Körper*. Ich betone noch einmal, dass Sie diese Wahrheit verstehen müssen, um frei von Krankheiten zu werden.

Wir eignen uns den Sinn Christi an, indem wir über sein Wort meditieren, so denken wie er denkt und uns Gottes Wege und sein Wesen zu eigen machen. Wir sollen in Bezug auf Gottes Wort vorankommen und nicht in Wahrheit und Wissen schrumpfen. Sie müssen wissen, wie Sie sich den Geist Christi aneignen können, da Ihr Geist bei den geistlichen Ursachen von Krankheiten eine entscheidende Rolle spielt. Sie müssen verstehen, dass nicht alle unsere Gedanken von uns selbst kommen. Einige von ihnen stammen von unserem Feind. Und in diesen Gedanken stecken die Ursachen für Krankheiten.

Der Ursprung unserer Gedanken

Wir haben bereits festgestellt, dass Gott ein Geist ist, dass der Feind ein Geist ist und dass Sie ein Geist mit einer Seele und einem Körper sind. Gott kommuniziert mit uns von Geist zu Geist. Leider gilt das auch für den Feind. Sie empfangen Gedanken auf der Ebene des Geistes – in Ihrem Inneren – und speichern sie auf der Ebene der Seele ab – in Ihrem Verstand und Ihren Gefühlen. Das Wichtigste, was Sie über Ihre Gedanken wissen müssen, ist, dass sie vielleicht nicht von Ihnen stammen! Sie können von Ihnen, vom Heiligen Geist oder aus dem Reich Satans stammen. Deshalb ist es für Ihre Gesundheit so wichtig, dass Sie verstehen, dass Ihre Gedanken unterschiedliche Ursprünge haben.

Wenn uns ein Gedanke durch den Kopf geht, gehen wir natürlich davon aus, dass er von uns kommt. Er könnte uns aber auch von einem unsichtbaren Feind aus einem unsichtbaren Reich eingegeben worden sein, der ihn dann in der ersten Person so klingen lässt, als wäre er von uns. Satan verführt uns mit negativen Gedanken; er gibt uns die Gedanken ein, wiederholt sie und wir werden dazu verleitet, sie als unsere eigenen zu akzeptieren. Wir nehmen sie an und machen sie uns zu eigen. Dann benutzt der Feind dieselben Gedanken, um uns geistlich, psychisch und biologisch zu kontrollieren. Diese Gedanken sind das, was die Bibel Versuchungen nennt.

Die Versuchung trainiert Sie

Wir sind uns bewusst, dass die Welt das, was die Bibel als Versuchung bezeichnet, als negative Emotionen oder psychische Defekte umdefiniert hat. Diese Menschen bestehen darauf, dass es sich nur um emotionale Probleme handelt, nicht um geistliche. Aber das ist nicht das, was Jesus gelehrt hat. Jesus lehrte, dass es sich um geistliche Probleme handelt. Zu viele Christen wissen leider nicht, was Versuchung ist. Sie tun so, als gäbe es Versuchung und Sünde nicht mehr. Sie tun die Versuchung ab oder bezeichnen sie als menschliches Problem; manche begeben sich sogar in einen veränderten Bewusstseinszustand durch verschreibungspflichtige Medikamente, um sie zu vermeiden. Aber „aus den Augen, aus dem Sinn" ist kein geistliches Prinzip! Gott will nicht, dass Sie kopflos sind. Er möchte, dass Sie wach für die Wahrheit sind und von den Lügen erlöst werden!

Die Versuchung kommt in Form von Gedanken und Gefühlen zu uns. Offensichtlich sind die Gedanken, die Ihnen jeden Tag kommen, nicht immer gut. Vielleicht denken Sie: „Wenn ich nur nicht diese negativen, schlechten Gedanken hätte!" Leider ist niemand von uns immun gegen Versuchungen. Nicht einmal Jesus war das, obwohl er nie gesündigt hat. Sie sind nicht immun gegen den Einfluss einer Geisterwelt, die will, dass man auf sie hört. Wachen Sie auf! Sie müssen das Wort Gottes gut genug kennen, um zu wissen, was von Gott ist und was nicht. Dann können Sie sich die Wahrheit zu eigen machen.

Die Versuchung kommt, um Sie zu trainieren. Seien Sie vorsichtig, was Sie sich anhören und was Sie sich ansehen. Der Feind will, dass Sie auf ihn hören. Er will Gedanken und Versuchungen benutzen, um Sie im Gesetz der Sünde zu unterweisen, um Sie krank zu machen. Sie müssen diese Gedanken mit dem Wort Gottes abgleichen. Wenn der Feind Sie angreift, müssen Sie aufhören, sich die Schuld für Gedanken zu geben, die gar nicht Ihre eigenen sind. Sie haben sich auf die Gedanken und Gefühle eingelassen, genau wie Adam und Eva. Sie tragen sie schon fast Ihr ganzes Leben mit sich herum. Warum tun Sie das? Seien Sie gut zu sich selbst!

Kurz- und Langzeitgedächtnis

Schauen wir uns nun genauer an, wie unser Sinn (Seele) an dieser Geist-Seele-Körper-Verbindung beteiligt ist. Sie haben ein aktives Gehirn mit Gedanken, die überall auftauchen, zusammen mit Gefühlen und Emotionen. Ihr Gehirn ist ein wundervoller Prozessor für diese Dinge. Ihr Leben hängt ganz wesentlich von Ihrem Denken ab. Unser Verstand ist ständig mit etwas beschäftigt, egal ob es gut oder schlecht ist. Wenn Sie nicht über das Wort Gottes nachsinnen, denken Sie über etwas anderes nach.

Was wir um uns herum wahrnehmen – was wir im Laufe des Tages erleben – wird zunächst in unserem Kurzzeitgedächtnis gespeichert. Was wir in unserem Kurzzeitgedächtnis haben, wird vergessen, wenn es nicht in unser Langzeitgedächtnis verschoben wird. Damit dies geschehen kann, muss in unserem Gehirn ein biologischer Vorgang stattfinden, der als *Proteinsynthese* bezeichnet wird. Dieser Prozess, an dem unsere RNA[1] beteiligt ist, ist für diese Gedächtnistransaktion unerlässlich. Sobald sich der Gedanke im Langzeitgedächtnis befindet, können wir uns an ihn erinnern und ihn abrufen. Und je öfter wir uns an den Gedanken oder die Erfahrung erinnern oder bei ihr verweilen, desto dauerhafter wird sie in unserem Gehirn gespeichert.

Hören Sie nun gut zu. Mit der Zeit *wird dieser Gedanke dauerhaft Teil Ihrer Seele.* Er wird ein Teil Ihres Verstandes, Ihrer Gefühle, Ihrer Persönlichkeit – ein Teil Ihrer *Biologie.* Gute Gedanken werden dauerhaft zu einem Teil Ihrer Biologie. Das Wort Gottes wird für immer ein Teil Ihrer Biologie. Und sündige Gedanken werden ebenfalls zu einem festen Bestandteil Ihrer Biologie. Sie werden Teil Ihres Denkens und Handelns. Aus diesem Grund wollen sowohl Gott als auch Satan, dass ihre Gedanken in Ihrem Langzeitgedächtnis gespeichert werden.

Gott nutzt diesen Prozess, den er in uns geschaffen hat, um ein Langzeitgedächtnis aufzubauen, wenn wir über sein Wort nachsinnen, wenn wir über die Wahrheiten seiner Liebe zu uns nachsinnen. Aber das tut auch der Feind, wenn wir über seine Lügen nachdenken – Dinge wie: „Die Bibel ist veraltet, du musst Sie nicht befolgen." „Du bist ein nutzloser Versager!" „Du machst alles falsch!" Sie müssen etwas sechsmal hören, um 25 Prozent davon in Ihrem Langzeitgedächtnis zu behalten. Ich weiß, dass der Feind Ihnen einen Gedanken nicht nur sechsmal einflüstert. Er kann Ihnen diesen Gedanken jahrelang jeden Tag eingeben, weil er Sie auf eine gesundheitliche Störung oder Krankheit programmieren will. Er hat Sie im

[1] Ribonukleinsäure.

Visier, weil Sie die Absichten Satans – seine Pläne und seine Machenschaften – nicht verstehen.

Bitte verstehen Sie, dass dies eine Reise von innen nach außen ist. Gott möchte uns von innen heraus beeinflussen, durch seinen Geist und durch sein Wort. Das Reich der Finsternis möchte uns ebenfalls von innen heraus beeinflussen. Gott spricht von innen zu Ihnen, um Sie in seinem Wesen und seiner Gerechtigkeit zu schulen, während der Feind von innen zu Ihnen spricht, um Sie in Tod und Zerstörung zu schulen. Satan hat die Menschheit seit der Zeit von Adam und Eva im Gesetz der Sünde unterwiesen.

Meditieren Sie über Gottes Wort

Damit das Wort Gottes Teil Ihrer biologischen Beschaffenheit werden kann und sozusagen Fleisch von Ihrem Fleisch wird, müssen Sie darüber nachsinnen. Wie oft sagt Gott, dass Sie das tun sollen? Tag und Nacht. *„Glücklich der Mann, der nicht folgt dem Rat der Gottlosen, den Weg der Sünder nicht betritt und nicht im Kreis der Spötter sitzt, sondern seine Lust hat am Gesetz des HERRN und über sein Gesetz sinnt* ***Tag und Nacht!*** *“* (Psalm 1,1-2).

Gott weiß, wenn Sie über sein Wort nachsinnen, wird es dauerhaft ein Teil von Ihnen werden. Auf diese Weise hat er *uns das Gegengift gegen das Gesetz der Sünde gegeben.* Wenn Sie dieses Gegenmittel nicht haben, haben Sie nur das Gesetz der Sünde und keine geistliche Kraft, es zu besiegen. Sie können ein Antidepressivum einnehmen, um zu versuchen, schlechte Gedanken und Versuchungen zu unterdrücken, aber es hilft Ihnen nicht, Ihre innere Einstellung zu ändern. Was Ihnen helfen wird, ist, Gottes Wort, das Leben und Wahrheit ist, zu lesen und anzuwenden und den Prozess zu beginnen, aus der Krankheit in die Freiheit zu kommen! (Sie können mit der Erneuerung Ihres Sinnes beginnen, während Sie noch Medikamente einnehmen. Bitte setzen Sie Ihre Medikamente nicht ohne die Aufsicht Ihres Arztes ab!)

Satan setzt darauf, dass Sie mit der Wahrheit von Gottes Wort so wenig vertraut sind, dass er Sie erfolgreich mit dem Gesetz der Sünde versuchen kann. Er kann Ihr Denken kontrollieren und Ihnen dann die Schuld geben, als würde der Gedanke, der dahintersteckt, ursprünglich von Ihnen stammen. Somit haben Sie also den schlechten Gedanken und auch noch die Schuld daran – alles aus seiner Hand. Wir können so leicht vom Feind getäuscht werden!

Nehmen Sie diese Gedanken gefangen!

Zum Glück dienen wir einem Gott der Gnade und Barmherzigkeit! Er wird uns nicht schutzlos dem Ansturm der Gedanken und Versuchungen Satans überlassen. Jesus versteht unseren Kampf gegen den Feind, denn auch er hat gegen ihn gekämpft. Sie kennen Ihre persönlichen Kämpfe. Wie werden Sie also mit den Gedanken umgehen, die vom Feind kommen und dem Wort Gottes entgegenstehen? Sie werden die geistlichen Waffen für den Kampf einsetzen, die Gott Ihnen gegeben hat! Sie werden diese Gedanken gefangen nehmen und sie als böse Gedankengebäude verwerfen. *„Die Waffen, die wir bei unserem Feldzug einsetzen, sind nicht irdisch, aber sie haben durch Gott die Macht, Festungen zu schleifen; mit ihnen reißen wir alle hohen Gedankengebäude nieder, die sich gegen die Erkenntnis Gottes auftürmen. Wir nehmen alles Denken gefangen, sodass es Christus gehorcht"* (2. Korinther 10,4-5 REÜ).

Was bedeutet es, „jeden Gedanken gefangen zu nehmen"? Es bedeutet, den Ursprung aller ihrer Gedanken zu bedenken, einschließlich aller Gefühle, Emotionen und Bilder – also alles, was durch Ihr Bewusstsein strömt. Diese Gefühle, Befürchtungen und Gedanken können biologische Auswirkungen, wie Krankheiten und Störungen, in Ihrem Körper haben. Sie werden diese Gedanken am Wort Gottes prüfen. Sind sie wahr oder eine Falle des Feindes? Dann werden Sie die Wahrheit annehmen und nicht die Lüge.

Ich möchte nicht, dass Sie denken, dass der Kampf gegen Krankheiten nur eine Frage des richtigen Denkens ist. Es geht nicht darum, dass Sie all dies aus eigener Kraft erreichen. Es ist die Kraft des Wortes Gottes und des Heiligen Geistes, die Sie befähigt, das zu tun, was das Wort Gottes Ihnen aufträgt! Falsche Vorstellungen zu verwerfen ist eine mächtige Waffe, die Gott uns gegeben hat, um den Feind zu bekämpfen. Warum sollten Sie seine Hilfe ignorieren? Das wäre wie ein Soldat, der in die Schlacht zieht und sein Gewehr zurücklässt. Werfen Sie diese Vorstellungen und alles, was nicht mit der Erkenntnis Gottes übereinstimmt, über Bord.

Über das Wort Gottes nachzusinnen, bedeutet, dass Sie es lesen, es auswendig lernen, oft darüber nachdenken und es als Wahrheit in Ihr Leben aufnehmen. Dann erkennen Sie die Quelle Ihrer Gedanken daran, inwiefern sie mit der Heiligen Schrift übereinstimmen. Und Sie verwerfen alle Gedanken, die nicht mit Seinem Wort in Einklang sind. Nehmen Sie diese Gedanken im Gehorsam gegenüber Jesus Christus gefangen und werfen Sie sie hinaus – ein für alle Mal!

Sie brauchen geistliche Unterscheidungskraft

Sollten Ihnen Gedanken kommen, wie die, dass Sie von Gott nicht geliebt werden oder dass er Sie abgelehnt hat, halten Sie diese Gedanken fest und fragen Sie sich: „Woher kommen diese Gedanken? Stammen sie aus dem Wort Gottes?“ Nein, das tun sie nicht, denn Gottes Wort sagt, dass Gott in uns Christen wohnt und uns liebt, und dass uns nichts von seiner Liebe trennen kann. *„Gott ist Liebe, und wer in der Liebe bleibt, bleibt in Gott und Gott bleibt in ihm* (1. Johannes 4,15-16). *„Denn ich bin überzeugt, dass weder Tod noch Leben, weder Engel noch Gewalten, weder Gegenwärtiges noch Zukünftiges, noch Mächte, weder Höhe noch Tiefe, noch irgendein anderes Geschöpf uns wird scheiden können von der* ***Liebe Gottes,*** *die in Christus Jesus ist, unserem Herrn“* (Römer 8,38-39).

Wir alle brauchen geistliches Unterscheidungsvermögen. Das erfordert, dass Sie unter der Führung des Heiligen Geistes den Ursprung Ihrer Gedanken untersuchen. Wenn Angst Sie in Versuchung führt – sei es Angst vor Menschen, Angst vor Ablehnung, Angst vor Versagen, Angst vor dem Tod oder Angst vor etwas anderem – können Sie direkt das Wort Gottes in Anspruch nehmen und erklären: „Das ist nicht von Gott. Laut seinem Wort hat Gott *‚... uns nicht den Geist der Furcht, sondern der Kraft und der Liebe und der Besonnenheit gegeben‘* (2. Timotheus 1,7 LUT). Ich werde mir diese Lügen nicht länger anhören!“ So bekommen Sie diese Gedanken in den Griff und verwerfen sie als Gedankengebäude!

Die Lügen des Feindes, über die Sie früher nachgedacht haben, werden Ihre Persönlichkeit weniger beeinflussen, weil Sie sich nicht mehr auf sie konzentrieren. Es wird Ihnen immer leichter fallen, lügnerische Gedanken des Feindes zu verwerfen, weil Sie erkennen, worin sie bestehen; Sie werden sie abtun und weitergehen. So wird man ein Überwinder!

Niemand kann das für Sie tun. Sie müssen lernen, sich das Wort Gottes selbst zu eigen zu machen. Gott wird Sie durch seinen Heiligen Geist ermutigen, aber Sie müssen sich dazu entschließen, dies zu tun. Schwelgen Sie nicht in Selbstmitleid und führen Sie keine übermäßigen Selbstgespräche über Ihre Krankheit und Ihr Leiden. Erfinden Sie keine Ausreden. Der Heilige Geist lebt in Ihnen und gibt Ihnen die Kraft und die Macht, diese Entscheidungen zu treffen. Nehmen Sie diese Gedanken gefangen unter den Gehorsam von Jesus Christus. Tun Sie es!

Ihren Sinn erneuern

In Römer 12,2 heißt es: *„Und seid nicht gleichförmig dieser Welt, sondern werdet verwandelt durch die Erneuerung des Sinnes.“*

Die Bibel spricht davon, dass wir unseren Geist erneuern sollen. Deshalb sagt uns Gott auch, dass wir Tag und Nacht über sein Wort nachsinnen sollen. Ihr Sinn wird von Satans Lügen und Denkmustern gereinigt bzw. erneuert, indem er mit dem Wasser des Wortes gewaschen wird. *„Er tat das, um sie (die Gemeinde) zu heiligen, indem er sie im Wasserbad seines Wortes reinigte“* (Epheser 5,26 NEÜ). Dieser gereinigte Verstand konfrontiert Sie nun mit Ihrem schlechten Denken und lehrt Sie, wie Sie rechtschaffen denken können. Sie können lernen, wie Gott möchte, dass Sie denken, und es auf Ihr Leben anwenden. Wenn Sie unter Furcht, Angst oder Stress leiden, ist dies der Weg, um frei zu werden. Auf diese Weise werden wir zu geistlichen Menschen in unserem Denken, Reden und Handeln. Ich bitte Gott, unseren Vater, Sie auf Ihrem Weg zu begleiten, damit Sie in sein Ebenbild geformt werden können.

So schmerzhaft es auch sein kann, sich der Wahrheit über verborgene Dinge in seinem Leben zu stellen, bei *Be in Health* ist es unsere Berufung, diese Wahrheit darzulegen und Christen zu überzeugen, sich ihren Ängsten, Sorgen und Sünden zu stellen. Haben Sie keine Angst. Die Erneuerung unseres Sinnes muss geschehen, damit wir siegreich sein können. Wenn unser Gedankenleben durch Gottes Wort erneuert wird, werden wir von den Krankheiten befreit werden, die den Rest der Welt befallen. Gott hat uns den Schlüssel in Römer 12,1-2 gegeben:

> *Ich ermahne euch nun, Brüder, durch die Erbarmungen Gottes, eure Leiber darzustellen als ein lebendiges, heiliges, Gott wohlgefälliges Opfer, was euer vernünftiger Gottesdienst ist. Und seid nicht gleichförmig dieser Welt, sondern werdet verwandelt durch die Erneuerung des Sinnes, dass ihr prüft, was der Wille Gottes ist: das Gute und Wohlgefällige und Vollkommene.*

Hören Sie auf Gott! Hören Sie nicht auf die Welt!

Kapitel 6

Wie Krankheiten entstehen

... der dir alle deine Sünde vergibt und heilet alle deine Gebrechen.
Psalm 103,3 (LUT)

Ich hatte schon sehr früh in meinem Dienst persönliche Erfahrungen in Bezug auf den Zusammenhang von Geist, Seele und Körper. Damals war ich noch ein junger Pastor in meiner ersten Gemeinde, in Florida. Wir trafen uns in einem Ladenlokal und hielten jeden Montagabend Gebetstreffen ab.

Während eines dieser Treffen kam eine junge Frau aus der Gemeinde hereingerannt. Ihr Mann war draußen im Auto. Sie sagte, er habe immer wieder Muskelkrämpfe gehabt, gezittert und sei immer wieder hingefallen.

Ich rannte auf den Gehweg und riss die Beifahrertür des Autos auf. Ihr Mann lag halb auf dem Sitz und halb auf dem Boden und zitterte heftig. Ich war so erschrocken, dass das Erste, das aus meinem Mund kam, „O Mann!" war. „Was willst du jetzt tun?", dachte ich bei mir. „Den Notruf anrufen", war die logische Antwort. Aber stattdessen hielt ich inne, um zuerst zu beten. „Vater, ich habe nicht die leiseste Ahnung, was los ist, aber du schon."

Ich hatte im College ein Vorstudium in Medizin belegt und kannte mich daher mit dem menschlichen Körper etwas aus. Ein Wort kam mir sofort in den Sinn, als ich betete: *Hypothalamus*. Ich ertappte mich dabei, wie ich betete: „Ich übernehme Autorität über den Geist der Angst, der dem Hypothalamus Signale gibt, diesen unwillkürlichen Muskelkrampf zu erzeugen. Ich befehle, dass der Geist der Angst verschwindet und dass der Hypothalamus keine weiteren Informationen von diesem Geist der Angst aufnimmt. Zentrales Nervensystem, sei in Frieden, Muskelkrämpfe, hört jetzt auf, in Jesu Namen.“ Und einfach so hörte es auf. Der Mann setzte auf dem Beifahrersitz wieder normal hin, und seine Frau fuhr ihn nach Hause. Wir gingen zurück ins Gebetstreffen und staunten über das, was Gott gerade getan hatte.

Start einer Reise

Ich war schockiert, als ich feststellte, dass ich richtigerweise zu dem Geist gesprochen hatte, der die Gefühle und Gedanken dieses Mannes übernommen hatte, wodurch er in Angst versetzt worden war. Diese Angst hatte die Hypothalamus-Drüse dazu veranlasst, neurologische Fehlfunktionen auszulösen, die zu den unwillkürlichen Muskelkrämpfen führten, weshalb er auf dem Boden seines Autos lag.

In dieser Nacht lernte ich eine Lektion, die ich nie wieder vergessen habe: Gott hat unseren Geist, unsere Seele und unseren Körper miteinander verbunden. Und in dieser Nacht begann für mich auch eine mehr als dreißigjährige Reise, auf der ich die Zusammenhänge zwischen Gedanken und Physiologie erforscht habe.

Das Ergebnis meiner Untersuchungen ist, dass Zehntausende Menschen auf der ganzen Welt nun über das Wissen verfügen, das sie von Krankheiten befreit. Es ist mein Wunsch, dieses Wissen auch an Sie weiterzugeben. Einige Details sind ein wenig technisch, aber bitte bleiben Sie fokussiert. Es geht um Ihr Leben und Ihre Gesundheit.

Gott hat den menschlichen Körper mit einem Plan für Ihre Gesundheit geschaffen. Sie müssen verstehen, wie Ihr Körper aufgebaut ist und wie dieser Plan durch die Entscheidungen, die Sie in Ihrem Gedankenleben treffen, durchkreuzt wird. Gott hat Ihnen einen erstaunlichen menschlichen Körper mit vielen gut funktionierenden Systemen gegeben. Sie haben ein Gehirn, ein Nervensystem, ein Herz-Kreislauf-System, einen Herzrhythmus, Haut, Haare, Augen, Ohren und eine Nase. Sie haben ein Skelett, Muskeln, Nieren, Knochenmark, Blutgefäße und Lymphdrüsen. Sie haben eine Leber, eine Lunge, einen Darm, einen Harntrakt und ein endokrines System, zu dem wichtige Drüsen wie die Amygdalae und der Hypothalamus gehören. Das sind Sie. Das sind Sie in Ihrem Inneren. Sie sind ein Wunder der Schöpfung! Und alle diese Systeme sind hochgradig reaktionsfähig und werden durch einen Prozess reguliert, der *seinen Ursprung in Ihrem Gehirn hat.*

Ihr Gehirn und ihr Nervensystem

Ihr Nervensystem besteht aus zwei Teilen. Der erste ist das *somatische* Nervensystem (auch *willkürliches* Nervensystem genannt), das Ihnen die Kontrolle über Ihre Körperbewegungen gibt. Sie können Ihrem Arm befehlen, sich zu heben, und Ihrer Hand, sich am Kopf zu kratzen, wenn Sie das möchten. Dann gibt es noch das *unwillkürliche* oder *sympathische* Nervensystem als Teil des vegetativen Nervensystems, das Gott geschaffen hat, damit Ihr Herz pumpt und Sie atmen können, ohne darüber nachzudenken, und damit Ihre Verdauungsorgane funktionieren, indem sie die Nahrung durch Ihren Körper leiten, ohne dass Sie einen Gedanken daran verschwenden. Wenn in Ihrem Langzeitgedächtnis jedoch lauter Gedanken sind, die Gottes Wort widersprechen, kann Ihr Gehirn sowohl das willkürliche als auch das unwillkürliche Nervensystem stören und bewirken, dass sie nicht richtig funktionieren; das nenne ich die funktionelle Störung. *Unwohlsein* ist genau das, wonach es klingt: der Mangel an *Wohlsein* bzw. Gesundheit in Ihrem Geist und den Systemen Ihres Körpers.

Nun wollen wir ein wenig weitergehen. In Abbildung 1 sehen wir uns das Gehirn an. Ihr *limbisches System* ist der Teil des Gehirns, der mit Ihren Emotionen und Ihrem Gedächtnis zu tun hat. Das limbische System besteht aus vier Teilen, aber um die Ursachen von Krankheiten zu verstehen, möchte ich mich insbesondere auf zwei Teile konzentrieren: die Amygdalae und den Hypothalamus.

Die Amygdalae sind zwei mandelförmige Drüsen in der Nähe des Frontallappens in Ihrem Gehirn. Jede von ihnen besteht aus einer Ansammlung von Nervenzellen, die für das verantwortlich sind, was wir die „Kampf-oder-Flucht"-Reaktion auf Notsituationen, Stress oder Angst nennen. Die Amygdalae spielen auch eine wichtige Rolle bei der Speicherung unserer Langzeiterinnerungen. Die Amygdalae und der Hypothalamus sind an unseren tief empfundenen Emotionen beteiligt, sowohl an negativen, wie Panik und Wut, als auch an positiven, wie Liebe und Lachen.

Wie Angst das Gehirn beeinflusst

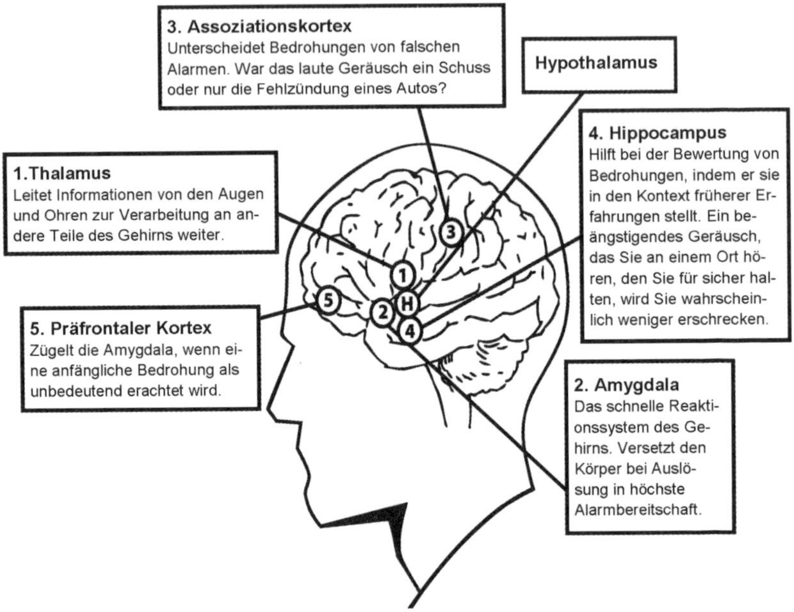

Abbildung 1

Der Hypothalamus: eine kleine Drüse mit einer großen Aufgabe

Wie wirkt sich all dies auf unseren Körper und auf Krankheiten aus? Ich möchte Ihnen nun die Bedeutung der erbsengroßen Drüse namens Hypothalamus erklären. Einmal mehr spielt sie für das Verständnis der geistlichen Ursachen von Krankheiten eine große Rolle. Ich werde nun den spezifischen Weg aufzeigen, den Satan benutzt, um Krankheiten zu verursachen.

Werfen wir einen Blick auf Abbildung 2, um zu sehen, was die Hypothalamusdrüse steuert. Ihr endokrines System ist ein chemisches Botensystem, an dem mehrere wichtige Drüsen in Ihrem Körper beteiligt sind, darunter die Hypophyse, die Nebennieren und die Hypothalamusdrüse. Diese Drüsen schütten Hormone aus, die Ihren Körper im Gleichgewicht halten und für ein reibungsloses Funktionieren sorgen. Von diesen Drüsen gilt der *Hypothalamus* als das „Gehirn“ bzw. die *Schaltzentrale* des gesamten endokrinen Systems. Es ist eine kleine, aber lebenswichtige Drüse in der Mitte Ihres Gehirns.

Das endokrine System

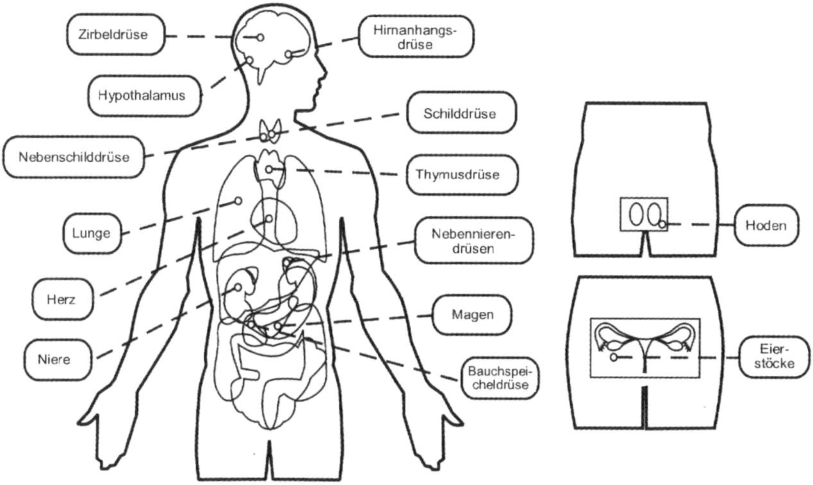

Abbildung 2

Die Hauptaufgabe des Hypothalamus besteht darin, unseren Körper in *Homöostase* zu halten, d. h. in einem gesunden Gleichgewicht. Er reguliert die anderen Drüsen, indem er ihnen sagt, wann sie die Hormone absondern sollen, die *für jedes System* in Ihrem Körper notwendig sind, um in der Homöostase bzw. einem gesunden Gleichgewicht zu bleiben. Ihr Körper arbeitet ständig daran, dieses Gleichgewicht aufrechtzuerhalten, denn ohne dieses Gleichgewicht würden Sie eine Störung oder Krankheit entwickeln.

Die Hauptsteuerung

Als Hauptsteuerungsorgan reguliert der Hypothalamus viele Ihrer körperlichen Aktivitäten: Körpertemperatur, Durst, Appetit und

Gewichtskontrolle, Emotionen, Schlafzyklus, Sexualtrieb, Geburtsvorgang, Blutdruck und Herzfrequenz, Produktion von Verdauungssäften und Gleichgewicht der Körperflüssigkeiten. Er aktiviert Ihre Schilddrüse, die wiederum Ihren Stoffwechsel, Ihr Energieniveau und Ihre Körperentwicklung beeinflusst. Er regt die Hirnanhangsdrüse an, Wachstumshormone auszuschütten.

Der Hypothalamus arbeitet ständig und steuert die Freisetzung von Hormonen aus den anderen endokrinen Drüsen, um die Homöostase in all diesen Systemen aufrechtzuerhalten. Wenn der Hypothalamus zum Beispiel die Nachricht erhält, dass Ihre Körpertemperatur zu hoch ist, veranlasst er die entsprechende Drüse, Schweiß zu produzieren. Wenn er die Nachricht erhält, dass die Körpertemperatur zu niedrig ist, erzeugt er Wärme durch Zittern. Solange Sie nicht krank sind, hält Ihr Körper daher stets eine Temperatur von etwa 37° C aufrecht. Das ist eine erstaunliche Leistung für eine kleine Drüse, von der die meisten Menschen noch nie etwas gehört haben!

Da der Hypothalamus Ihre Herzfrequenz, die eigentliche Kontraktion Ihrer Herzmuskeln und die Wanderung der Nahrung durch das Verdauungssystem reguliert, treten ernsthafte Probleme auf, wenn er nicht normal funktioniert. Eine Störung der Funktion Ihres Herz-Kreislauf-Systems kann zu Bluthochdruck und Herzinfarkten führen. Im Magen-Darm-Trakt können Störungen unter anderem zu Reizdarmsyndrom, Colitis ulcerosa[1], Durchfall, Erbrechen und Übelkeit führen.

Worüber Sie nachsinnen, steuert den Hypothalamus

Der Hypothalamus spielt eine zentrale Rolle in der Beziehung zwischen Geist, Seele und Körper, über die wir schon gesprochen haben. Es ist sehr wichtig, dass Sie das verstehen. Werfen Sie noch einmal einen Blick auf Abbildung 1. Die Großhirnrinde umhüllt den größten Teil des Gehirns. Sie ist für die Verarbeitung von Informationen, unser Denken, das Sprachverständnis, das Lösen von Problemen und – für diese Studie am wichtigsten – unser Langzeitgedächtnis zuständig.

[1] Eine chronisch-entzündliche Darmerkrankung beim Menschen.

Wenn Sie Gedanken der Angst, Sorge, Bitterkeit, Wut oder des Selbsthasses pflegen, empfangen die Amygdalae diese starken negativen Emotionen und Gedanken und interpretieren sie als Bedrohung. Der Rest des limbischen Systems schaltet auf Überlebensmodus um und die Hypothalamusdrüse reagiert darauf.

Wenn Ihr Hypothalamus solche negativen Nachrichten empfängt, kann er überfordert sein. Die Folge können eine Hypo- oder Hyperaktivität des endokrinen Systems, neurologische Fehlzündungen oder ein Ungleichgewicht der Neurotransmitter sein. Ihre ständigen negativen Gedanken – und die bösen Geister dahinter – haben die ordnungsgemäße Funktion der Hypothalamusdrüse gestört, und eine Hypothalamusdrüse, die nicht im Frieden ist, kann zu vielen körperlichen Krankheiten und Störungen führen.

Ein Mangel an Homöostase kann das Magen-Darm-System beeinträchtigen, sexuelle Störungen (Impotenz und Frigidität) bewirken, Hautkrankheiten (Ekzeme, Neurodermitis, Akne) verursachen und Diabetes und Amenorrhoe[2], Müdigkeit und Lethargie, übermäßiges Essen, Depressionen und Schlaflosigkeit zur Folge haben. Darüber hinaus kann es zu koronarer Herzkrankheit, Bluthochdruck, Schlaganfall, Herzrhythmusstörungen, Kopfschmerzen, Muskelverspannungen, Rückenschmerzen, rheumatoider Arthritis, verwandten entzündlichen Erkrankungen, Asthma, Heuschnupfen, Immunsuppression und Autoimmunerkrankungen führen – allesamt als Folge einer Fehlfunktion des Hypothalamus, die einen Mangel an Homöostase zur Folge hat.

Die Medizinwissenschaft stimmt darin überein, dass der Hypothalamus auf unsere Emotionen reagiert. Die Wissenschaftler sind sich einig, dass unser Gedankenleben – durch starke negative Gedanken und Emotionen – ein Ungleichgewicht der Homöostase bewirken kann. Wie ich Ihnen bereits versichert habe, bin ich kein Feind der Wissenschaft. Sehen Sie sich nur die Informationen an, die sie für unser Verständnis der physischen Funktion des Gehirns und der Hypothalamusdrüse geliefert hat.

Nach dem Seele-Körper- bzw. biopsychosozialen Paradigma, das das ältere biomedizinische Modell ablöst, gibt es keine wirkliche

[2] Das Ausbleiben der Menstruation.

Trennung zwischen Seele und Körper, da zwischen dem Gehirn und den neurologischen, endokrinen und immunologischen Systemen Kommunikationsnetzwerke bestehen“, sagte Oakley Ray, emeritierter Professor für Psychologie, Psychiatrie und Pharmakologie an der Vanderbilt University (Nashville, TN, USA).[3]

Die Wissenschaft bestätigt, dass es eine direkte Entsprechung zwischen Sorgen und Herzklopfen gibt.[4] Es gibt auch eine direkte Entsprechung zwischen Feindseligkeit und Koronararterienthrombose.[5] Und es besteht ein direkter Zusammenhang zwischen Scham und Reizdarmsyndrom.[6]

Der Hypothalamus ist das Einfallstor, das der Feind benutzt

Wie ist nun unser Geistmensch an dieser Beziehung zwischen dem Verstand, der Hypothalamusdrüse und der Krankheit beteiligt? Denken Sie daran, dass die Seele (der Verstand und die Emotionen) die Brücke zwischen der geistlichen Welt und der physischen Welt ist. Gott benutzt die Hypothalamus-Drüse, um das *Gleichgewicht* der Homöostase aufrechtzuerhalten. Der Teufel benutzt sie, um ein *Ungleichgewicht* der Homöostase zu schaffen. All dies geschieht durch unsere Gedanken und Gefühle.

Wenn der Hypothalamus durch Versuchungen zu einer Fehlfunktion veranlasst werden kann – und wenn ein Mangel an Homöostase Krankheiten verursachen kann –, dann *hat der Feind eine offene Tür, um Krankheiten in unser Leben zu bringen, nicht wahr?* Die Hypothalamus-Drüse ist das Einfallstor des Feindes, um viele

---

[3] Brower, “Mind-Body Research Moves Toward the Mainstream.”

[4] P. Tyler und D. Baldwin, „Generalised Anxiety Disorder“, *Lancet* 368 (2006): 2156-66.

[5] Daichi Shimbo et al., „Hostility and Platelet Reactivity in Individuals Without a History of Cardiovascular Disease Events“, *Psychosomatic Medicine* 71 (2009): 741-7.

[6] D. A. Drossman et al., „A Focus Group Assessment of Patient Perspectives on Irritable Bowel Syndrome and Illness Severity,” *Digestive Diseases and Sciences* 54 (2009): 1532–41.

Krankheiten in unserem Körper zu erzeugen. Lassen Sie uns diesen Prozess noch einmal anschauen:

1. Der Feind verführt uns mit Gedanken, die sich dem Wort Gottes widersetzen – mit sündigen Gedanken, wie z. B. Unversöhnlichkeit, Bitterkeit, Selbsthass, Gier, Neid, Eifersucht, Zorn, Feindseligkeit, Angst, Stress und Unruhe. Diese sind Teil des Gesetzes der Sünde.
2. Machen wir uns diese sündigen Gedanken und Gefühle zu eigen und sinnen regelmäßig über sie nach, statt über das Wort Gottes, werden sie Teil unseres Langzeitgedächtnisses und unserer biologischen Beschaffenheit.
3. Diese ausgeprägten negativen Gedanken und Emotionen und die Einflüsse der dahinterstehenden bösen Geister werden von den Amygdalae und der Großhirnrinde an die Hypothalamus-Drüse weitergeleitet, die dann die falschen Signale (Hormone usw.) an andere lebenswichtige Drüsen in unserem Körper sendet. Das ist aber kein einmaliges Ereignis! Es kann uns Tag für Tag und Jahr für Jahr passieren und schon in der Kindheit beginnen. Infolgedessen gerät unsere Homöostase aus dem Gleichgewicht und wir haben mit schweren Krankheiten zu kämpfen, darunter Herzkrankheiten, Krebs, Autoimmunkrankheiten, Diabetes und viele mehr.

Für jede Krankheit gibt es einen *Eintrittspunkt*, einen Ort, an dem der Geist der Schwäche eindringen und Schaden anrichten kann. Der Feind kann Gedanken der Angst, Bitterkeit, Scham und viele andere Dinge benutzen, um das Immunsystem zu schwächen. Von diesem Eintrittspunkt aus dringt der Feind mit dem Geist der Schwäche ein, um Sie krank zu machen. *„Er lehrte aber am Sabbat in einer der Synagogen. Und siehe, da war eine Frau, die achtzehn Jahre einen Geist der Schwäche hatte; und sie war zusammengekrümmt und völlig unfähig, sich aufzurichten. Als aber Jesus sie sah, rief er ihr zu und sprach zu ihr: Frau, du bist gelöst von deiner Schwäche! Und er legte ihr die Hände auf, und sofort wurde sie gerade und verherrlichte Gott."* (Lukas 13,10-13).

Was für ein hinterhältiger Plan des Feindes! Denken Sie darüber nach. Die kleine Hypothalamusdrüse ist die einzige Drüse, die Satan und sein Geist der Schwäche brauchen, um Sie in Richtung Krankheit zu lenken! Anstatt dass unser Körper so funktioniert, wie Gott es vorgesehen hat, haben wir eine Funktionsstörung. Hält diese Störung an, kann sie sich in eine ausgewachsene gesundheitliche Störung oder Krankheit verwandeln.

Satan weiß, wie der menschliche Körper funktioniert. Der Feind braucht nur diese eine Drüse, um das ganze Chaos in Gang zu setzen. Er weiß, was er tun muss, um Sie ins Ungleichgewicht zu bringen und Ihre Gesundheit zu beeinträchtigen. Er ist gut darin – aber zum Glück ist Gott sehr viel größer! Deshalb stellen wir Ihnen dieses Wissen zur Verfügung, damit Sie verstehen, wie Sie Satans Pläne, um Sie krank zu machen, bekämpfen können.

Ich möchte, dass Sie den Sieg über den Plan des Feindes für Ihr Leben erringen! Es ist mir sehr wichtig, denn Ihr Leben und Ihre Gesundheit stehen auf dem Spiel. In mir brennt ein Eifer, diese Botschaft an so viele Menschen wie möglich weiterzugeben. Christen, es ist Zeit, aufzuwachen! Die Erlösung und Ganzheit sind da. Ich bete dafür, dass der Heilige Geist den Verstand all derer erleuchtet, die diese Seiten lesen. Ich bete dafür, dass jeder diese Wahrheit für sich selbst und seine Lieben annimmt.

Als Nächstes werden uns mit den spezifischen Ursachen der Autoimmunerkrankungen befassen, die Sie oder einer Ihrer Lieben überwinden müssen!

Kapitel 7

Die geistlichen Ursachen von Diabetes Typ 2

Seid um nichts besorgt, sondern in allem sollen durch Gebet und Flehen mit Danksagung eure Anliegen vor Gott kundwerden; und der Friede Gottes, der allen Verstand übersteigt, wird eure Herzen und eure Gedanken bewahren in Christus Jesus.

Philipper 4,6-7

In der westlichen Welt gibt es übermäßigen Stress. Das überrascht Sie nicht, oder? Zum Beispiel haben 25 Prozent der Menschen in den USA schon einmal Medikamente gegen übermäßigen Stress und Angstzustände eingenommen. Laut Umfragen sind 75 Prozent der Angestellten der Meinung, dass Arbeitnehmer heute mehr Stress am Arbeitsplatz haben als noch vor einer Generation. Und sie sagen, dass Stress am Arbeitsplatz eher gesundheitliche Beschwerden zur Folge hat als finanzielle oder familiäre Probleme.[1]

In der heutigen Kultur – in der Bildung, im Sport, in der Wirtschaft und sogar in Familien mit einem herrschsüchtigen, kontrollierenden Elternteil – wird alles nach Leistung beurteilt. In unserer westlichen Gesellschaft ist das Scheitern in der Welt nicht vorgesehen, aber bei Gott schon. Gott sagt, dass ein gerechter Mensch fallen und wieder aufstehen wird: *„Denn siebenmal fällt der Gerechte und steht ⟨doch wieder⟩ auf, aber die Gottlosen stürzen nieder im Unglück"*

---

[1] „Stress am Arbeitsplatz", The American Institute of Stress, https://www.stress.org/arbeitsplatz-stress

(Sprüche 24,16). Und: *„Er mag fallen, aber er stürzt nicht zu Boden; denn der HERR hält ihn fest an der Hand"* (Psalm 37,24 GNB). Paulus erinnert uns in 2. Korinther 12,10: *„... denn wenn ich schwach bin, dann bin ich stark."*

Wir erlauben den Menschen nicht zu versagen, weil es ein ungeschriebenes Gesetz gibt, dass alles perfekt sein muss. Es gibt eine Hackordnung, und nur die Elite überlebt, was Bildung und Einkommen angeht, während der Rest von uns Angst hat, auf der Strecke zu bleiben. Das erzeugt bei den Menschen eine Menge Stress und Angst. Dieser Stress wird verinnerlicht und beginnt, sich auf unsere Seele und unsere Körpersysteme auszuwirken. Bei *Be in Health* wissen wir, dass „Stress" nur ein modernes Wort für *Angst ist.*

Im Laufe der Jahre habe ich eine ganz bestimmte geistliche Ursache im Zusammenhang mit Diabetes Typ 2 gefunden. In fast allen Fällen, die ich sehe, kämpft die Person mit der *Angst, andere zu enttäuschen.* Warum sollten wir befürchten, andere zu enttäuschen, wenn sie nicht unsere Quelle sind? Ich werde Ihnen sagen, warum. Weil wir nicht wissen, wer wir durch Jesus Christus im Vater sind, und deshalb machen wir andere zu unserer Quelle der Anerkennung. Sie zu enttäuschen und deshalb nicht akzeptiert zu werden, ist unsere größte Angst. Wenn Sie diese Angst in sich selbst erkennen, müssen Sie sich klar machen, dass die Anerkennung durch andere Sie nicht definiert. Gott wird Sie annehmen. Lassen Sie ihn Ihre Quelle sein. Finden Sie Ihre Identität in ihm.

Seien Sie ehrlich zu sich selbst: Sie sind nicht perfekt und werden andere ab und zu enttäuschen. Aber ich bin so dankbar, dass Gott uns die Möglichkeit gegeben hat, Buße zu tun und unsere Beziehungen weiterzuentwickeln, ohne in der Angst festzustecken, andere zu enttäuschen. Nichts ist jenseits von Gottes Liebe und seiner Macht zu heilen. Er bleibt der Gott, *„der dir alle deine Sünde vergibt und heilet alle deine Gebrechen"* (Psalm 103,3 LUT). Bei Diabetes Typ 2 haben wir auch Menschenfurcht, projizierte Ablehnung, lieblose Geister, Leistungsdruck und Getriebenheit als geistliche Ursachen aufgedeckt. Was ist die Folge davon, dass diese Geister der Angst Stress und Sorgen in unserem Leben erzeugen? Wir könnten an einer Stresserkrankung leiden.

Was sind Belastungsstörungen?

Belastungsstörungen oder -syndrome sind Erkrankungen, die auf Furcht, Angst, Stress, Schuld und Scham zurückzuführen sind. Wenn Sie mit einem dieser Faktoren zu kämpfen haben, leiden Sie möglicherweise an einer Krankheit oder einem Syndrom, oder Sie stehen kurz davor. Bei Stresserkrankungen ist der Feind – Satan – darauf aus, Ihr Nervensystem zu steuern. Er bringt Sie dazu, Ihren Frieden zu verlieren, indem er ängstliche Gedanken produziert, die Ihr zentrales Nervensystem beeinflussen. Sie fangen an, Schmerzen zu empfinden, fühlen sich im Kopf wie benebelt und haben eine Vielzahl anderer Symptome, und dann brauchen Sie Medikamente, um damit fertig zu werden. Diabetes Typ 2 ist eine der häufigsten Belastungsstörungen. (Weitere sind Fibromyalgie, chronisches Müdigkeitssyndrom, Bluthochdruck, Reizdarmsyndrom und Colitis ulcerosa.)

Bevor ich fortfahre, möchte ich noch eine kleine Grundlage schaffen. Bei Diabetes Typ 2 werden wir eher von Syndromen als von Krankheiten sprechen. Sie müssen verstehen, wie ich den Unterschied zwischen beiden definiere. Wenn ich das Wort „Krankheit“ verwende, meine ich, dass eine organische Schädigung des Körpers vorliegt; Zellen wurden zerstört und Organe geschädigt. Das ist bei Diabetes Typ 1 der Fall, den wir in einem späteren Kapitel behandeln werden. Wenn ich das Wort „Syndrom“ verwende, beziehe ich mich auf eine Funktionsstörung eines Körpersystems, bei der das *Organ selbst nicht geschädigt ist*; mit dem Körperteil ist physisch alles in Ordnung. Aber auch ohne Schäden liegt eine Fehlfunktion vor – ein bestimmter Teil des Körpers erfüllt seine Aufgabe nicht richtig. Nach dieser Definition ist Diabetes Typ 2 ein Syndrom. Diese Funktionsstörung in der Bauchspeicheldrüse hat Gründe, die der Wissenschaft nicht klar sind. Vielleicht sondert eine Drüse kein Sekret ab oder sie gibt es nicht frei. Es ist ein Ungleichgewicht der Homöostase, das zu einer Belastungsstörung wird. Sowohl bei Krankheiten als auch bei Syndromen besteht ein Ungleichgewicht in Gottes Schöpfung.

Stress: ein modernes Wort für Angst

Waren Sie jemals ängstlich? Oder haben Sie schon einmal ängstliche Personen gesehen? Sie sind ganz in Angst gekleidet. Sie sind ganz davon bestimmt. Die Angst ist zu einem echten Teil ihrer Persönlichkeit geworden. Das kommt nicht von Gott. Denken Sie daran, dass Gott uns keinen Geist der Furcht gegeben hat: *„Denn Gott hat uns nicht gegeben den Geist der Furcht, sondern der Kraft und der Liebe und der Besonnenheit"* (2. Timotheus 1,7 LUT).

Es gibt so viele moderne Bibelübersetzungen, die den Wortlaut dieses Verses verändert haben. Sie haben den Ausdruck *„Geist der Furcht"* durch das Wort *Furchtsamkeit* ersetzt und den *Geist* ganz weggelassen. Dies widerspricht der Auffassung, dass Angst ein *böser Geist* ist, der uns in Versuchung führen und kontrollieren will. Angst ist nicht lediglich eine psychische Reaktion, sie ist ein böser Geist, der sich gegen uns verschworen hat. Gott ist derjenige, der ihn den Geist der Angst nennt. Es wäre klug, wenn wir ihm nicht widersprechen würden.

Im Alten Testament, im Buch Hiob, wird die Angst als Geist bezeichnet: *„... kam Schrecken und Zittern über mich, und durchschauerte alle meine Gebeine. Und ein Hauch fuhr an meinem Gesicht vorbei, das Haar an meinem Leib sträubte sich. Da stand jemand, und ich erkannte sein Aussehen nicht, eine Gestalt war vor meinen Augen ..."* (Hiob 4,14-16). Angst ist ein Geist, der aus dem verborgenen Reich Satans kommt.

In Hebräer 11,1 (LUT) heißt es: *„Es ist aber der* ***Glaube*** *eine feste Zuversicht dessen,* ***was man hofft,*** *und ein Nichtzweifeln an dem, was man nicht sieht."* Im Gegensatz dazu ist **Angst** die Substanz der Dinge, **auf die** wir ***nicht*** **hoffen**! Angst ist ein mächtiger Aspekt von Satans Glaubenssystem. Der Glaube ist zwar stärker als die Angst, aber in diesen beiden Punkten sind sie gleichwertig: Beide projizieren in die Zukunft, und beide verlangen nach Erfüllung. Jesus sagte: *„Euch geschehe nach eurem Glauben!"* (Matthäus 9,29b). Der Feind will das durch „Euch geschehe nach eurer Angst!" ersetzen.

Furcht ist ein böser Geist, der Ihre Gedanken beeinflussen kann. Vergegenwärtigen Sie sich noch einmal 2. Timotheus 1,7 (LUT): *„Denn Gott hat uns nicht gegeben den Geist der Furcht, sondern der Kraft und der Liebe und der Besonnenheit."* Wenn Sie ungelöste

Ängste, Sorgen und Stress haben, haben Sie keine *Kraft*. Sie haben keinen *gesunden Verstand,* weil er mit stressigen Gedanken und Vorstellungen gefüllt ist. Sie sind nicht in der Lage, ohne Angst *Liebe* zu geben und zu empfangen. Deshalb ist 1. Johannes 4,18 (NEÜ) solch ein kraftvoller Vers, in dem es heißt: *„In der Liebe gibt es* ***keine Furcht.*** *“* Wenn Sie in Ihrer Kindheit keine Liebe erfahren haben, werden Sie sich auch als Erwachsener nicht von anderen Menschen geliebt fühlen. Raten Sie mal, was sich zu Ihnen in dieses Vakuum der Lieblosigkeit gesellt? *Der Geist der Furcht.*

In vielen Situationen bietet uns die Furcht falsche Strategien an, um uns vor den daraus resultierenden negativen Gefühlen zu „schützen“. Wir könnten zum Beispiel versuchen, eine Situation zu vermeiden, um uns zu schützen. Oder wir entscheiden uns dafür, uns selbst, andere und unsere Umstände zu kontrollieren, um uns zu schützen. Die Furcht versucht uns davon abzuhalten, uns mit unseren Problemen an unseren himmlischen Vater zu wenden, der uns helfen kann, mit den Herausforderungen des Lebens richtig umzugehen. Der Geist der Furcht spricht zu unserem Geist und überflutet unseren Verstand mit ängstlichen und furchtsamen Gedanken. Wenn wir solche invasiven Gedanken nicht als vom Feind stammend erkennen und sie verwerfen, erlauben wir dem Geist der Furcht, in uns zu wohnen und uns ständig mit ängstlichen Gedanken und Gefühlen zu verführen. *„Unterwerft euch nun Gott! Widersteht aber dem Teufel! Und er wird von euch fliehen* (Jakobus 4,7). Dieses Widerstehen beinhaltet oft, dass wir den Geist der Furcht oder den Geist der Schwäche im Namen Jesu von uns weisen.

In Psalm 34,5 heißt es: *„Ich suchte den HERRN, und er antwortete mir; und* ***aus allen meinen Ängsten rettete er mich.*** *“* Wenn Sie den Herrn suchen und seinen Namen anrufen, werden Sie frei werden. Das ist ein Versprechen, das wir uns zu Herzen nehmen sollten.

Was passiert, wenn wir uns der Angst statt dem Glauben an Gott hingeben und dem Geist der Furcht erlauben, unser Leben zu kontrollieren?

Die Auswirkungen von Furcht auf Ihr Immunsystem

Ihr Körper ist so geplant, dass er Ihnen dient, bis etwas diesen Plan durchkreuzt. Denken Sie daran: Wenn Sie Versuchungen vom Geist der Furcht nicht abwehren, verinnerlichen Sie das, wovor Sie Angst haben oder was Sie (be)fürchten, und projizieren dieses mögliche Versagen in die Zukunft. Ihr limbisches System (an dem, wie in Kapitel 6 erläutert, der Hippocampus, die Amygdala und der Hypothalamus beteiligt sind) reagiert darauf und spürt, dass Sie nicht in Frieden sind. Infolge von Angst, Sorge, Stress, Schuldgefühlen oder Scham löst der Hypothalamus elektrische und chemische Fehlsignale aus, die an den Rest des Körpers weitergeleitet werden und Funktionsstörungen im endokrinen System, im Nervensystem, im Verdauungssystem oder in allen diesen Bereichen hervorrufen. Eine Folge davon kann Diabetes Typ 2 sein.

Die meisten Mediziner sind sich einig, dass sich eine ängstliche Lebenseinstellung negativ auf Ihre Gesundheit auswirkt. Die medizinische Wissenschaft weiß, dass Angst und emotionale Traumata das Gehirn verändern, aber für die meisten Syndrome kennt sie weder die zugrunde liegende Ursache noch das Heilmittel. Wir wissen, dass die wahre Lösung darin besteht, dass Sie Ihren Geist und Ihre Seele auf das Wort Gottes ausrichten, darüber nachsinnen und darin wandeln, bis es zu einem Teil Ihres Langzeitgedächtnisses geworden ist und die stressigen Lügen des Feindes ersetzt hat. Dann wird Frieden – und nicht Furcht und Sorge – in Ihrem Herzen und Ihrer Seele herrschen.

Die Auswirkungen von Cortisol

Schauen wir uns die Auswirkungen von Angst auf den Cortisolspiegel unseres Körpers an. Cortisol ist ein natürlich vorkommendes Steroid, das von den Nebennieren ausgeschüttet wird. Als unser primäres Stresshormon hat es eine wichtige Funktion, insbesondere um uns in „Kampf-oder-Flucht"-Situationen zu helfen, die gefährlich sein könnten. Der Feind will uns glauben machen, dass wir ständig in Gefahr sind. Deshalb füttert er uns mit ängstlichen Gedanken, die eine unkontrollierte Ausschüttung von Cortisol in unserem Körper verursachen.

Wenn Sie unter ungelösten Ängsten, Sorgen und Stress leiden, wird kontinuierlich Cortisol ausgeschüttet. Ich verwende den Begriff „Cortisol-Tropf", um Ihnen zu verdeutlichen, wie diese Cortisol-Ausschüttung wirkt – wie ein undichter Wasserhahn. Wenn Sie nicht in der Lage sind, die Ängste in Ihrem Leben zu bewältigen, wird die stetige Cortisol-Übersekretion anfangen, Ihr Immunsystem zu schwächen.

Cortisol beeinträchtigt das Immunsystem nicht wegen eines Mangels an Nahrung, sondern aufgrund von Angst. Diese Art von Angst wird nicht durch etwas wie Flugangst oder die Angst vor Spinnen ausgelöst. Sie entsteht in erster Linie durch größere Beziehungsstörungen, wie die Angst, andere zu enttäuschen, die Angst vor Ablehnung, Menschenfurcht oder andere Ängste.

Angst vor dem Scheitern von Beziehungen

Die grundlegende Schriftstelle, die wir für die Heilung von Stresserkrankungen verwenden, ist 1. Johannes 4,18: *„Furcht ist nicht in der Liebe, sondern die vollkommene Liebe treibt die Furcht aus."* Jede geistlich verwurzelte Krankheit, die durch irgendeine Art von Angst verursacht wird, beinhaltet auf irgendeiner Ebene einen Beziehungsbruch. Es könnte ein Bruch in der Beziehung zu Gott sein, ein Bruch in der Beziehung zu sich selbst, wenn Sie sich Ihre Vergangenheit nicht verzeihen können, oder ein Bruch mit einem anderen Menschen, dem Sie nicht verzeihen können, dass er Sie verletzt oder verlassen hat. *„Wer sagt, dass er im Licht sei, und hasst seinen Bruder, ist in der Finsternis bis jetzt"* (1. Johannes 2,9).

Erinnern Sie sich noch daran, wie Sie erkennen können, dass Sie noch immer Unversöhnlichkeit oder Hass gegenüber einer anderen Person hegen? Wenn Sie jedes Mal, wenn Sie an diese Person oder Personen denken, einen Stich in Ihrem Geist spüren, dann wissen Sie, dass in Ihrem Herzen etwas nicht stimmt!

Horchen Sie in Ihr Herz hinein und erlauben Sie dem Heiligen Geist, Ihnen zu offenbaren, von welcher Angst oder welchem Beziehungsbruch Sie umkehren müssen. Verwerfen Sie die Versuchungen und Gedanken, die sich gegen Gottes Wort erheben. Ihr Vater liebt Sie und er hat Gutes für Ihr Leben im Sinn, nicht Ablehnung, Angst und Unheil.

Es gibt Menschen, die aufgrund von Angst einen großen Bruch in ihren Beziehungen zu anderen haben. Lassen Sie das bei sich selbst nicht zu! Lassen Sie sich nicht von Menschenfurcht beherrschen. *„Menschenfurcht ist ein Fallstrick; wer aber auf den HERRN vertraut, der ist geborgen"* (Sprüche 29,25 SLT). In Hebräer 13,6 heißt es: *„Der Herr ist mein Helfer, ich will mich nicht fürchten. Was soll mir ein Mensch tun?"*

Wenn Sie diese Art von Furcht vor anderen haben oder davor, was diese über Sie denken, müssen Sie sie überwinden. Sie brauchen eine Klärung, Buße und Wiederherstellung in Ihren Beziehungen. Dann wird die Angst zu einem schwindenden Gedanken. Sie wird in den Hintergrund treten, weil Sie in Gemeinschaft sind. Wenn die Angst die eigentliche Ursache für Ihr Stresssyndrom ist, wird das Syndrom allmählich verschwinden. Die Angst in Ihrem Leben loszuwerden, ist ein mächtiges Tor zu Ihrer Freiheit von Krankheit. Weisen Sie den Geist der Angst in die Schranken, nehmen Sie die Liebe des Vaters an und lassen Sie Ihr Immunsystem wieder gesund werden!

Halten sie ihr Immunsystem gesund

Wie halten Sie Ihr Immunsystem gesund? Erkennen Sie die Geister der Angst und der Schwäche, denen Sie erlaubt haben, Ihr Gedankenleben zu beherrschen. Bekennen Sie dem Vater, dass Sie sich auf das Gesetz der Sünde eingelassen haben, und lassen Sie sich von seiner Liebe bestätigen. Lassen Sie Gott sein Wesen in Ihnen entfalten. Der Heilige Geist ist die dritte Person der Gottheit und repräsentiert unter anderem das Wesen Gottes. Um also ein Immunsystem zu haben, das so ist, wie Gott es für Sie vorgesehen hat, sollte Ihr Wesen Liebe, Freude, Frieden, Langmut, Güte, Freundlichkeit, Sanftmut, Treue und Selbstbeherrschung zum Ausdruck bringen! Die Bibel sagt weiter, dass es kein Gesetz gibt, das diese Eigenschaften besiegen kann! *„Die Frucht des Geistes aber ist Liebe, Freude, Friede, Langmut, Freundlichkeit, Güte, Treue, Sanftmut,*

Selbstbeherrschung" (Galater 5:22-23 SLT). Das Wesen Gottes in Ihnen ist es, was ein gesundes Immunsystem hervorbringt.

Ich möchte, dass Sie diesen Kampf gewinnen! Um Ihrer Gesundheit willen sollten Sie so viel Angst wie möglich loswerden, denn sie stammt nicht von Gott, sondern vom Feind. Lassen Sie den Heiligen Geist sein wunderbares Wesen in Ihnen formen. Der Feind wird Sie vielleicht immer noch in Versuchung führen, aber er kann Ihnen nichts anhaben. Übernehmen Sie die Verantwortung für Ihr Leben! Erneuern Sie Ihren Geist mit seinem Wort und freuen Sie sich über Ihre Freiheit!

Ein Heilungszeugnis

Dies ist die Geschichte eines Mannes, der von den geistlichen Ursachen der Krankheit befreit und von seinem Diabetes Typ 2 geheilt wurde.

> Ich war seit acht Jahren ein insulinabhängiger Diabetiker. In dieser Zeit bat ich bei drei verschiedenen Diensten um Gebet gegen Diabetes. Dreimal manifestierte sich der Geist der Krankheit und verschwand. Dreimal kam er zurück. Daraus ergab sich meine Frage an Gott: „Warum hat dieser Geist das Recht, hier zu sein und mich krank zu halten? Was haben wir übersehen?" Nachdem ich gehört hatte, was Dr. Wright auf einer Konferenz in Las Vegas über die geistlichen Ursachen von Krankheiten zu sagen hatte, wusste ich, was mir entgangen war. Das Reich des Selbsthasses und der Schuldgefühle sowie der Geist der Angst waren in meinem ganzen Leben aktiv gewesen, ohne dass ich es gemerkt hatte. Ja, Gottes Volk geht aus Mangel an Wissen zugrunde, aber das sollte sich nun ändern.
>
> Ich verließ Nevada in einer kalten, verschneiten Nacht für meine Verabredung mit Gott in Thomaston, Georgia. Weiterbildung ist die Grundlage für den anhaltenden Erfolg derjenigen, die bei *Be in Health* mit den biblischen Wahrheiten über Heilung vertraut gemacht werden. Neben der Vermittlung der Liebe des Vaters vervollständigen die Kenntnis des Wortes Gottes und wissenschaftliche Erkenntnisse den Prozess, der es ermöglicht, frei zu

werden und zu bleiben. Es funktioniert! Die Ergebnisse sind phänomenal und dauerhaft! Mein Leben ist für immer verändert.
Diabetes wird nie wieder die Chance haben, meinen Körper zu verwüsten, meinen Blutzucker auf und ab zu schicken, mein Sehvermögen zu trüben, meine Persönlichkeit durch Getriebensein und aggressive Reizbarkeit zu verändern … es ist vorbei. Ich bin für immer geheilt. Eine unheilbare Krankheit wurde besiegt und fortgeschickt.
Am ersten Morgen zu Hause stand ich auf, ging nach unten, setzte mich auf meinen Stuhl und lobte den Herrn … Im Laufe der Zeit wurde ich immer weiter geheilt und überwand die verbleibenden Symptome. Gott hat sogar meine Liebe zum Essen geheilt, sodass ich diesen Bereich meines Lebens unter Kontrolle habe. Meine Persönlichkeit ist ruhiger und freundlicher geworden. Unter der Obhut meines Arztes bin ich nicht mehr auf mein Insulin angewiesen. Wenn mich jetzt jemand fragt, wie es um meinen Diabetes steht, sage ich einfach: „Ich weiß es nicht, ich habe ihn in Georgia gelassen."

J. F.

Erneuern Sie Ihr Denken mit Gottes Wort

Das Wort Gottes ist Ihr Schwert des Geistes, um den Feind zu bekämpfen (vgl. Epheser 6,10-18). Hier folgen nur einige wenige Bibelstellen, die Ihr Denken erneuern und Sie aus der Knechtschaft der furchtbaren Lügen des Feindes befreien. Lassen Sie sich vom Heiligen Geist durch Gottes Wort in die Freiheit führen.

Wenn ich mich fürchte, vertraue ich auf dich (Psalm 56,4 ZÜR).

Fürchte dich nicht, denn ich habe dich erlöst! Ich habe dich bei deinem Namen gerufen, du bist mein (Jesaja 43,1).

Der HERR ist mein Licht und mein Heil, vor wem sollte ich mich fürchten? Der HERR ist meines Lebens Zuflucht, vor wem sollte ich erschrecken? (Psalm 27,1).

Der HERR ist für mich, ich werde mich nicht fürchten. Was könnte ein Mensch mir tun? (Psalm 118,6).

Und er legte seine Rechte auf mich und sprach: Fürchte dich nicht! Ich bin der Erste und der Letzte (Offenbarung 1,17b).

Frieden lasse ich euch, meinen Frieden gebe ich euch. Nicht gebe ich euch, wie die Welt gibt. Euer Herz erschrecke nicht und fürchte sich nicht (Johannes 14,27 LUT).

KAPITEL 8

Diabetes und der Gott allen Trostes

Gelobt sei Gott, der Vater unseres Herrn Jesus Christus, der Vater der Barmherzigkeit und Gott allen Trostes.

2. Korinther 1,3 (LUT)

Der Weg zur Überwindung der geistlichen Ursachen von Stress und Angstzuständen ist für jeden anders. Die Ängste, die zu ständigem Stress führen, sind bei Ihnen vielleicht nicht dieselben wie bei jemand anderem, aber sie können dennoch Krankheiten verursachen. Sie müssen sich die Worte Jesu in Johannes 14,27 zu eigen machen: *„Euer Herz erschrecke nicht und fürchte sich nicht"* – wegen der Dinge, die in Ihrer Welt geschehen.

Sie müssen erkennen, was zu Ihrer Angst und Ihrem Stress führt. Wo vertrauen Sie nicht auf Gott? Womit versucht der Feind, Ihre Freude und Ihren Frieden zu schmälern – und letztlich Ihre Gesundheit zu beeinträchtigen? Sie müssen die Verantwortung dafür übernehmen, dass Sie der Lüge des Feindes glauben und der Angst dienen, anstatt Gottes Wahrheit. Ordnen Sie sich Gott unter, sagen Sie sich von der Angst los und wehren Sie sich gegen den Feind. Ihre Genesung baut sich von innen nach außen auf.

In der Welt suchen wir nach vielen anderen Tröstungen als Gott, um die Angst und den Stress in unserem Leben zu lindern. Der Vater wird der „Gott allen Trostes" genannt, weil er da ist, um uns zu helfen, unsere Ängste zu überwinden. Doch zu viele Christen entscheiden sich für andere Dinge, um die Angst zu verjagen. Viele Menschen entscheiden sich für Essen, andere für Suchtmittel oder ungesunde Beziehungen und Aktivitäten. Das sind alles tote Werke, die Ihre Angst nur vergrößern und Sie von Ihrer Heilung abhalten. Das Wort Gottes sagt uns, dass wir sowohl Buße als auch Glauben brauchen: *„... der Buße von toten Werken und dem Glauben an Gott"* (Hebräer 6,1). Anstatt schlechte Entscheidungen zu akzeptieren, müssen wir sie bereuen, sie als tote Werke erkennen und uns dem Glauben und Vertrauen in Gott zuwenden. *„Gesegnet ist der Mann, der sich auf den HERRN verlässt und dessen Zuversicht der HERR ist"* (Jeremia 17,7 LUT). Wenn Sie umkehren und vertrauen, wird Gottes Heilung durch die Kraft des Heiligen Geistes durch Sie fließen.

Der Gott des Trostes

„Gelobt sei Gott, der Vater unseres Herrn Jesus Christus, der Vater der Barmherzigkeit und Gott allen Trostes" (2. Korinther 1,3 LUT). Während Sie Ihre Heilung von Diabetes Typ 2 vorantreiben, sollten Sie oft über diese Bibelstelle nachdenken. Gott ist der Vater aller Barmherzigkeit in Ihrem Leben. Und er ist der Gott *allen Trostes.* Ich habe es schon einmal gesagt! Wie viel mehr kann man bekommen als „alles"? Wenn Sie mit Ängsten und Sorgen konfrontiert sind, sollten Sie sich nicht an den falschen Trost der Welt wenden, um Ihren Ängsten zu entkommen. Wenden Sie sich an den Gott allen Trostes. Er ist der Einzige, der Sie völlig frei machen kann.

Sie können etwa so beten: „Vater, ich bitte dich, mir zu vergeben, dass ich den Trost in ____________________ gesucht habe. Ich entscheide mich, von diesem toten Werk umzukehren, es abzulegen und die Wahrheit deines Wortes anzunehmen – denn du allein bist der Vater der Barmherzigkeit und der Gott allen Trostes. Du tröstest uns in all unseren Ängsten und Nöten. Ich entscheide mich, meinen Trost und meine Freiheit vom Geist der Angst in dir, dem lebendigen Gott, zu finden. Amen."

> *Ihr werdet die Wahrheit erkennen, und die Wahrheit wird euch frei machen* (Johannes 8,32).

Sie sind der Tempel Gottes

Leider ist Diabetes Typ 2 in unserer stressgeplagten Zeit mit vielen übergewichtigen Menschen eine wahre Plage, die eng mit Fettleibigkeit zusammenhängt. Gottes Wort enthält eine deutliche Ermahnung, wie wir unseren Körper betrachten und behandeln sollten. Paulus stellt die Gläubigen in Korinth mehr als einmal mit dem folgenden Argument in Frage: *„Wisst ihr nicht, dass ihr Gottes Tempel seid und der Geist Gottes in euch wohnt?“* (1. Korinther 3,16). *„Oder wisst ihr nicht, dass euer Leib ein Tempel des Heiligen Geistes in euch ist, den ihr von Gott habt, und dass ihr nicht euch selbst gehört?“* (1. Korinther 6,19).

Das Wort Gottes ist eindeutig. Wenn Sie Christ sind, gehört Ihr Körper nicht Ihnen! Er ist der Tempel des Heiligen Geistes, der mit einem Preis erkauft wurde – dem vergossenen Blut von Jesus Christus. Wir sollten unseren Körper nicht mit Dingen missbrauchen, die nicht von Gott sind, auch nicht mit zu viel oder ungesundem Essen. Das wurde für mich eine persönliche Angelegenheit. Ich musste lernen, bei meinen Essgewohnheiten maßvoll zu sein. Ich habe schon immer gerne gegessen – und zwar sowohl beim Zubereiten als auch beim Essen! In der Vergangenheit habe ich beruflich als Koch in mehreren Restaurants gearbeitet. Aber es gibt einen Punkt, an dem Essen zu einer Quelle des Trostes und der Kontrolle über unser Leben werden kann. Aus einem Stück Rippchen werden zwei, aus einem Dessert werden viele. Und wenn wir unseren Körper mit einem Übermaß an Nahrung missbrauchen, kann das einen hohen Preis für unsere Gesundheit haben. Deshalb ist *„Mäßigung“* – andere Übersetzungen nennen es „Selbstbeherrschung“ – eine mächtige Frucht des Heiligen Geistes. Wir alle brauchen Mäßigung, um das Wesen Gottes in unserem Leben widerzuspiegeln. Im Laufe der Jahre habe ich erlebt, dass viele Menschen die geistlichen und körperlichen Ursachen von Diabetes Typ 2 überwunden haben.

Überwindung von Angst/Stress und Gewicht

Dies ist das Zeugnis eines Mannes, der diese biblischen Wahrheiten anwandte und von Diabetes Typ 2 geheilt wurde:

> Ich stamme aus einer Familie von „Vielessern". Es war nie ein Problem, als ich beruflich in einem Umzugsunternehmen arbeitete. Da hatte ich eine Menge Bewegung. Als ich jedoch in den Lehrerberuf wechselte, fingen die Pfunde an sich anzuhäufen. Dann wurde bei mir Diabetes Typ 2 diagnostiziert, sodass ich meine Gesundheit einem größeren Risiko aussetzte. Diabetes wird in meiner Familie vererbt.
>
> Vor zehn Jahren haben wir innerhalb von achtzehn Monaten unsere Tochter Carrin bei einem verheerenden Autounfall verloren, unser Haus wurde zwangsversteigert und drei meiner älteren Geschwister starben. Der Herzschmerz und der Stress in meinem Familienleben waren überwältigend. Die Ängste, die ich in meinem Leben hatte, spitzten sich zu. Ich war immer die Person gewesen, zu der man gehen konnte, wenn man Hilfe brauchte, aber ich fühlte mich so ausgelaugt, dass ich es einfach nicht mehr konnte. Schließlich überredete mich meine Frau, zum Arzt zu gehen; wir waren schockiert, als ich den Herzbelastungstest nicht bestand. Ich hatte nicht nur mit einem sich verstärkenden Diabetes Typ 2 zu kämpfen, sondern brauchte nun auch noch eine vierfache Bypass-Operation am Herzen. Glücklicherweise erholte ich mich von der Herzoperation schneller als erwartet. Der Herzchirurg sagte, er habe noch nie einen Patienten so schnell aus der Intensivstation entlassen!
>
> Während dieser schwierigen Zeit in meinem Leben begann der Herr mir zu zeigen, wie ich ihm auf einer ganz neuen Ebene vertrauen kann. Ich lernte durch die Lehren von *Be in Health,* dass ich meine Ängste und Sorgen bekennen und mich davon lösen und mich dem Vater, der mich liebt, anvertrauen musste. Der Herr überführte mich auch, dass ich die Stärke meines Körpers nicht länger als selbstverständlich hinnehmen und besser auf mich selbst aufpassen sollte. Ich wollte immer anderen helfen und niemanden im Stich lassen, aber ich musste aufhören zu versuchen, mich um alles zu kümmern.

Als ich mitbekam, wie Dr. Wright sich von einer schweren gesundheitlichen Krise erholte, sprach er oft davon, dass wir „alles in Maßen tun“ sollten. Ich sah, wie er dies auf sein eigenes Leben anwandte und über sechzig Pfund abnahm. Ich war nie jemand, der Diäten befolgte oder Kalorien zählte, aber ich erkannte, dass Gott wollte, dass ich mich um den Körper kümmere, den er mir gegeben hatte. Ich dachte: *Das ist etwas, das ich tun kann.* Vor dieser Entscheidung habe ich oft einen halben Liter Eiscreme auf einmal verdrückt. Und wenn ich spät in der Nacht einen Snack brauchte, war eine große Schüssel Müsli mein Favorit. Nun hatte ich einen neuen Plan und hörte auf, nach dem Abendessen zu essen, und begann, mit Hilfe meiner Frau, gesunde Mahlzeiten einzunehmen.

Langsam und stetig ging das Gewicht runter. Ich nahm vierzig Pfund ab. Nachdem ich zwanzig Jahre lang Diabetesmedikamente eingenommen hatte, setzte meine Ärztin sie komplett ab. Sie sagte mir, mein letzter Nüchtern-Bluttest sei hervorragend gewesen und ich würde nicht mehr als Diabetiker gelten. Das ist nun schon einige Jahre her. Ich habe mein Leben auf die Liebe des Vaters zu mir ausgerichtet und mein Gewicht niedrig gehalten – meine Blutzuckerwerte sind immer noch gut. Gott hat mich auf den richtigen Weg zu meiner Heilung und Ganzheit geführt!

Ray D.

Rechtschaffenheit, Frieden und Freude

Da Diabetes Typ 2 mit Übergewicht in Verbindung gebracht werden kann, ist es wichtig, sich richtig zu ernähren und Gewicht zu verlieren. Sie sollten auch weiterhin Ihre Medikamente einnehmen, um Ihren Blutzuckerspiegel unter Kontrolle zu halten, während Sie nach Antworten auf die geistlichen Ursachen suchen und mit Gott an Ihrer Heiligung arbeiten. Vergessen Sie nicht, dass Sie immer noch mit diesem Syndrom kämpfen werden, solange Sie nicht von der *geistlichen Ursache* des Problems befreit sind. Sie werden immer noch die Angst haben, andere zu enttäuschen. Sie mögen medizinisch versorgt sein, aber Sie haben das Problem nicht gelöst, solange

Sie nicht von der Angst umkehren, Gottes Wahrheit anwenden und an Geist, Seele und Körper geheilt sind.

Unseren Körper als Tempel des Heiligen Geistes zu behandeln, ist Gottes Wille, aber wir müssen uns auch noch ansehen, was das Wort Gottes außerdem über Essen zu sagen hat. *„Denn wo Gottes Reich beginnt, geht es nicht mehr um Essen und Trinken. Es geht darum, dass wir ein Leben nach Gottes Willen führen und mit Frieden und Freude erfüllt werden, so wie es der Heilige Geist schenkt“* (Römer 14,17). Es ist gut für uns, ausgewogene Mahlzeiten mit nahrhaften Lebensmitteln zu essen, die das ersetzen können, was der Körper im Rahmen der Homöostase verbraucht hat, aber wenn Sie glauben, dass die Ernährung die einzige Grundlage für Gesundheit und Langlebigkeit ist, liegen Sie falsch. Wenn Sie Angst, Stress und Sorge in sich tragen, die die Fähigkeit Ihres Körpers, Krankheiten abzuwehren, zerstören, sind Ernährung und Bewegung nicht stark genug, um Krankheiten zu verhindern, die auf Sie zukommen. Denken Sie nun bitte nicht, dass ich gerade gesagt hätte, Ernährung sei nicht wichtig! Aber wie Römer 14,17 sagt, ersetzt die Ernährung nicht die *Gerechtigkeit*, nicht den *Frieden* und nicht die *Freude* im Heiligen Geist. Trostnahrung und andere Methoden, um Angst und Stress zu entkommen, können eine sehr kurzfristige Erleichterung bringen. Aber nichts ersetzt die Macht des „Gottes allen Trostes“ in unserem Leben.

Von Diabetes befreit

In den letzten Jahren gab es einen weiteren Bruder in Christus, den Gott mit den Ursachen des Diabetes Typ 2 konfrontierte und ihn auf den Weg der Heilung brachte.

> 2017 haben meine Frau und ich in den Monaten vor Weihnachten zwei enge Familienmitglieder verloren. Während der Feiertage aß ich all die traditionellen Leckereien und Lieblingsessen als Trostspender, um den Stress, den unsere Familie durchmachte, zu verdrängen. Als ich im Januar 2018 zu meiner regelmäßigen ärztlichen Untersuchung ging, war mein Arzt alarmiert, als er die Ergebnisse meines Bluttests betrachtete.

Mein Blutzuckerspiegel lag bei 340! Viel höher als der durchschnittliche Wert eines Erwachsenen von 100. Der Arzt sagte mir, ich sei ein Hauptkandidat für einen Schlaganfall oder Herzinfarkt. Nachdem er mir einige Diabetes-Medikamente verschrieben hatte, teilte er mir mit, ich hätte dreißig Tage Zeit, um diesen Wert zu senken, oder ich würde „die Nadel" – das heißt Insulinspritzen – bekommen. Meine Frau und ich nahmen seine Worte sehr ernst. Ich war bei diesem Termin fast achtzig Jahre alt, aber ich wollte weiterhin ein gesundes Leben mit meiner Frau, meinen Kindern und meinen Enkeln führen. Ich begann, den Herrn zu suchen, um herauszufinden, wo das Problem in meinem Leben und meiner Gesundheit lag, das zu dieser Diagnose führte. Was war die Ursache, die zu Diabetes Typ 2 führte?

Ich wusste aus Dr. Wrights Lehren, dass Krankheiten zu 80 Prozent auf geistliche Ursachen zurückzuführen sind, also begannen meine Frau und ich dort zu suchen. Ich entdeckte, dass die geistliche Ursache von Diabetes Typ 2 die Angst ist – der Geist der Furcht – mit Stress und Sorge als Folge. Ich musste ehrlich in Bezug auf die Ängste sein, die ich jahrelang gehabt hatte. Die größte davon war die „Angst zu versagen". Ich wurde von der Angst geplagt, dass mein Leben in irgendeiner Weise ein Misserfolg sein würde, meine Frau meiner überdrüssig werden könnte oder ich sie und unsere Kinder im Stich ließe – die Angst, dass ich nicht genug sei und die Worte „Du bist ein Versager" hören würde. Tief in meinem Inneren entdeckte ich auch, dass ich von der Menschenfurcht erzogen worden war. Das würde einige Leute, die mich kennen, überraschen. Aber ich wollte mich nie einer Konfrontation mit irgendjemandem stellen.

Der Herr sprach zu meinem Herzen. Warum sollte ich mir Sorgen darüber machen, was andere von mir denken? Vater Gott, der Herr Jesus Christus und der Heilige Geist sind die einzigen, um die ich mich kümmern sollte, wenn es darum geht, was andere von mir denken. Ich musste wirklich daran arbeiten, diese Ängste zu überwinden. Ich tat vor Gott Buße, dass ich den Lügen des Feindes geglaubt hatte und nicht seiner Wahrheit. Gott war gnädig und offenbarte mir die geistliche Ursache der Angst hinter meinem Diabetes, und ich arbeitete in meinem Herzen daran und übernahm vor dem Vater die Verantwortung für mein Leben. Ich las das Wort Gottes und sann über Bibelstellen nach, wie: *„Gott hat uns nicht gegeben den Geist der Furcht, sondern der Kraft und der Liebe und der Besonnenheit"* (2. Timotheus 1,7).

Nun möchte ich noch über die 20 Prozent der Krankheiten sprechen, die keine geistliche Ursache haben. Die Bibel sagt den Christen deutlich, dass unser Körper der Tempel des Heiligen Geistes ist (vgl. z. B. 1. Korinther 6,19-20). Aber dann missbrauchen wir diesen Tempel durch die Art und Weise, wie wir unseren Körper physisch behandeln. Wie kann ich meinem Vater mit einem kranken, schwachen Körper voller Schmerzen effektiv dienen? Das geht nicht.

Auf unserem Weg, wieder gesund zu werden, haben meine Frau und ich an einem Kurs in unserem örtlichen Krankenhaus teilgenommen. Wir haben gelernt, dass Übergewicht und ungesunde Ernährung zu Diabetes Typ 2 beitragen. Und wir wurden daran erinnert, wie wichtig es ist zu kontrollieren, wie groß die Portionen sind, die wir zu uns nehmen. Meine Frau war da unerbittlich! Sie hat mir bei jedem Schritt geholfen! Ich erinnerte mich an die Lehren von Dr. Wright über Mäßigung und dass Selbstbeherrschung eine Frucht des Heiligen Geistes ist (vgl. Galater 5,22-23). Ich fing an, gesünder und in Maßen zu essen, und begann, dreißig Minuten am Tag spazieren zu gehen. Außerdem sann ich weiterhin über das Wort Gottes nach, um den Geist der Angst in meinem Leben zu überwinden.

Als ich nach dreißig Tagen wieder zum Arzt ging, hatte ich zehn Pfund abgenommen, und mein Blutzuckerwert lag bei 150! Innerhalb von vier Monaten nahm ich dann vierzig Pfund ab, und unter der Aufsicht meines Arztes brauche ich meine Diabetes-Medikamente jetzt nicht mehr. Ich habe weiter über Gottes Wort meditiert, um an Geist, Seele und Körper gesund und heil zu sein und um meinen Körper als Tempel des Heiligen Geistes zu behandeln. Diese Wahrheiten aus Gottes Wort haben mich von der Krankheit befreit!

Dale H.

KAPITEL 9

Die geistlichen Ursachen von Diabetes Typ 1

Diabetes ist in den Vereinigten Staaten und auf der ganzen Welt zu einem ernsten Gesundheitsproblem geworden. Wie ich bereits erwähnt habe, leiden heute über 34 Millionen Amerikaner an Diabetes. Obwohl fast 95 Prozent dieser Menschen Diabetes Typ 2 haben, gibt es in den USA immer noch schätzungsweise 1,6 Millionen Menschen, die mit Diabetes Typ 1 zu kämpfen haben, darunter fast 200.000 Kinder unter zwanzig Jahren.[1]

Wie ich bereits im ersten Kapitel erklärt habe, ist Diabetes Typ 1 eine Autoimmunerkrankung. Bei allen Autoimmunerkrankungen wendet sich das körpereigene Immunsystem gegen sich selbst und beginnt, gesunde Zellen anzugreifen, als seien sie fremde Eindringlinge. Bei Diabetes Typ 1 greift das körpereigene Immunsystem fälschlicherweise die insulinproduzierenden Inselzellen in der Bauchspeicheldrüse an und zerstört sie. Zucker (Glukose) liefert die Energie, die die Körperzellen benötigen, um zu funktionieren, aber Insulin wird benötigt, um die „Tür" zu den Zellen zu öffnen, damit der Zucker aus dem Blut eindringen kann. Wenn die Inselzellen der Bauchspeicheldrüse kein Insulin mehr produzieren können, sammelt sich der Zucker in der Blutbahn an. Dies kann zu lebensbedrohlichen Zuständen führen und erfordert bei Diabetes Typ 1 tägliche

---

[1] „Statistiken über Diabetes", American Diabetes Association, https://www.diabetes.org/resources/statistics/statistics-about-diabetes.

Insulininjektionen oder eine Insulinpumpe, um die Krankheit zu kontrollieren.

Was verursacht diese Fehlfunktion?

Die medizinische Wissenschaft weiß nicht, warum der Körper bei Diabetes Typ 1 sich selbst angreift. Alle Autoimmunerkrankungen werden mit einer „unbekannten Ätiologie" aufgeführt, was einfach bedeutet, dass die medizinische Ursache der Krankheit unbekannt ist. Die Wissenschaft geht davon aus, dass das Immunsystem bei Autoimmunerkrankungen auf etwas Unsichtbares reagiert, das es veranlasst, von seiner eigentlichen Aufgabe abzuweichen und sich gezielt gegen einen bestimmten Körperteil zu richten. Das Immunsystem entscheidet, dass dieser Körperteil der Feind ist und versucht, ihn zu zerstören.

Offensichtlich kann Ihr Körper nicht von selbst zu dieser Schlussfolgerung kommen. Das ist kein Zufall; es gibt eine Intelligenz, die diese Fehlfunktion von Gottes Schöpfung antreibt. Die Bibel nennt dies den *Geist der Schwäche*; er ist Teil der treibenden Kraft hinter allen Autoimmunerkrankungen. Jesus erkannte diesen Geist, wie wir in der folgenden Erzählung sehen können:

> *Und siehe, da war eine Frau, die achtzehn Jahre einen Geist der Schwäche hatte; und sie war zusammengekrümmt und völlig unfähig, sich aufzurichten. Als aber Jesus sie sah, rief er ihr zu und sprach zu ihr: Frau, du bist gelöst von deiner Schwäche! Und er legte ihr die Hände auf, und sofort wurde sie gerade und verherrlichte Gott* (Lukas 13,11-13).

Schauen wir uns diese und andere mögliche geistliche Ursachen von Diabetes Typ 1 an.

Die geistlichen Ursachen

Es gibt mehrere gemeinsame geistliche Ursachen aller Autoimmunerkrankungen. Die geistliche Ursache von Autoimmunerkrankungen ist ein *liebloser Geist* oder die Unfähigkeit, sich selbst zu lieben, was Selbstablehnung, Selbstanklage, Selbsthass, Selbstverachtung, Zweifel, Schuldgefühle und Scham mit sich bringt. Ein Mensch mit einer Autoimmunerkrankung, einschließlich Diabetes Typ 1, ist allergisch gegen sich selbst! Der Körper greift sich selbst körperlich an, weil die Person sich selbst in ihrem Verstand und ihrem Geist angreift, weil sie sich selbst und ihre Identität in Christus nicht akzeptiert.

Wir wissen bereits, dass Trennung auf drei Ebenen zu Krankheit führt: Erstens, Trennung von Gott, zweitens Trennung von uns selbst und drittens Trennung von anderen. Erinnern Sie sich, dass wir auch festgestellt haben, dass der Anfang aller Heilung die Wiederherstellung ist. Um wirklich geheilt zu werden, müssen Sie mit Ihrem himmlischen Vater versöhnt sein, indem Sie Buße tun und seine Liebe annehmen. Sie müssen mit anderen versöhnt sein, indem Sie Vergebung gewähren und annehmen, und schließlich müssen Sie mit sich selbst versöhnt sein, indem Sie die Lügen des Feindes zurückweisen, die zu Selbsthass führen.

Was Autoimmunerkrankungen angeht, besteht die größte Trennung in der Trennung von Ihnen selbst. Sie haben eine lieblose Einstellung zu sich selbst und hegen Selbstablehnung oder Selbsthass. Erinnern Sie sich daran, dass Jesus als zweites großes Gebot sagte: *„Liebe deinen Nächsten wie dich selbst"* (Matthäus 22,39). Sie können Ihren Nächsten nicht lieben, wenn Sie sich selbst nicht lieben und anerkennen und glauben, dass Sie *„in dem Geliebten angenehm gemacht"* worden sind (vgl. Epheser 1,6). Indem Sie sich selbst so annehmen, wie Gott sagt, dass Sie in Ihm sind, beenden Sie die Trennung von sich selbst und machen einen großen Schritt in Richtung Heilung von Diabetes Typ 1.

Was ist der Einstiegspunkt?

Der Einstiegspunkt für Diabetes Typ 1 liegt meist in der Kindheit. Nach meiner Erfahrung mit Fallstudien von Diabetes Typ 1 gibt es mehrere verschiedene Szenarien, die auftreten können. Oft wurden Menschen mit Diabetes Typ 1 in ein geistlich vergiftetes oder ungesundes Umfeld hineingeboren, in dem sie vom Vater abgelehnt oder misshandelt wurden. In anderen Fällen wussten beide Elternteile einfach nicht, wie sie ihr Kind richtig lieben oder versorgen sollten. In beiden Fällen lehnt das Kind sich selbst ab, weil es abgelehnt wurde.

Die geistlichen Probleme, die hinter Diabetes Typ 1 stehen, können auch vererbt werden. In diesen Fällen sind die Gedanken und Gefühle der Ablehnung des Kindes nicht das Ergebnis einer negativen Umgebung. Die Eltern haben vielleicht Liebe und Akzeptanz gezeigt, aber das Kind kann von *vererbten Gedanken* beeinflusst worden sein. Was sind vererbte Gedanken? Es handelt sich um Gedanken und Gefühle, die von früheren Familienmitgliedern geerbt wurden. Die Bibel spricht davon, dass Sünde über Generationen weitergegeben wird, wenn ein Geist eine Familie über Generationen hinweg belästigt. In diesen Fällen kann die Generationsschuld das Kind für diese Art von biologischem Zusammenbruch prädisponiert haben. Wir alle haben schon einmal gehört, wie jemand sagte: „Du bist genau wie dein Großvater." Das ist eine zutreffendere Aussage über die geistlichen Ursachen von Krankheiten, als vielen bewusst ist. *„... der Gnade bewahrt an Tausenden von Generationen, der Schuld, Vergehen und Sünde vergibt, aber keineswegs ungestraft lässt, sondern die Schuld der Väter heimsucht an den Kindern und Kindeskindern, an der dritten und vierten Generation"* (2. Mose 34,7).

Wir haben bereits festgestellt, dass 20 Prozent der chronischen Krankheiten keine geistliche Ursache haben. Aber wenn bei Ihnen Diabetes Typ 1 diagnostiziert wurde, wollen Sie sich dann nicht vergewissern? Untersuchen Sie Ihr Herz. Kämpfen Sie mit einem ständigen Gedankenmuster der Selbstablehnung und des Selbsthasses? Sind Sie im Herzen unversöhnlich gegenüber Ihren Eltern oder einem anderen Familienmitglied, das Sie abgelehnt hat? Bitten Sie den Herrn, Ihnen zu offenbaren, ob eine dieser geistlichen Ursachen in Ihrem Leben existiert.

Gott möchte, dass Sie denen in Ihrer Familie vergeben, die Sie nicht richtig zu lieben oder zu akzeptieren wussten. Warum sollten Sie wegen deren Unzulänglichkeiten eine Krankheit haben? Warum sollten Sie deren Sünde in Ihrem Körper bewahren? Jesus hat das perfekte Beispiel für Vergebung gegeben, als er sterbend am Kreuz hing. Er betete für seine Mörder und sagte: *„Vater, vergib ihnen! Denn sie wissen nicht, was sie tun"* (Lukas 23,34). Gott sagt, dass er uns vergibt, wenn wir anderen vergeben. Das ist die Kraft der Buße, um die geistlichen Ursachen von Krankheiten zu besiegen.

Um wirklich frei von Diabetes Typ 1 zu sein, müssen Sie nicht nur die spezifischen Gedankenmuster erkennen, die das Problem verursachen, und bekennen, den Lügen des Feindes geglaubt zu haben, sondern Sie müssen auch von einem Geist der Schwäche befreit werden. Bekennen Sie Gott die Sünden Ihrer vorangegangenen Generationen und bitten Sie ihn, den Generationsfluch über Ihrem Leben im Namen Jesu zu brechen. Die Bibel sagt uns, dass, wenn wir uns Gott unterwerfen und dem Teufel widerstehen, er vor uns fliehen wird (vgl. Jakobus 4,7).

Ihre geistlichen Schritte zur Heilung

Ich glaube, dass Gott uns das Gegenmittel für Autoimmunerkrankungen, einschließlich Diabetes Typ 1, gegeben hat. Es ist Psalm 139. Hier sind nur einige der Verse aus diesem Psalm:

> *HERR, du durchschaust mich, du kennst mich durch und durch.*
> *Ob ich sitze oder stehe – du weißt es,*
> *aus der Ferne erkennst du, was ich denke ...*
> *Herr, ich danke dir dafür,*
> *dass du mich so wunderbar und einzigartig gemacht hast!*
> *Großartig ist alles, was du geschaffen hast – das erkenne ich! ...*
> *Wie überwältigend sind deine Gedanken für mich,*
> *o Gott, es sind so unfassbar viele!*
> *Sie sind zahlreicher als der Sand am Meer;*
> *wollte ich sie alle zählen, ich käme nie zum Ende*
> (Psalm 139,1-2.14.17-18 HFA).

Gott kennt Sie; er geht Ihnen nach; er liebt Sie. Lesen Sie immer wieder den ganzen Psalm 139. Sie werden sich darin wiederfinden und zu verstehen beginnen, was Gott über Sie denkt. Noch bevor Sie im Schoß Ihrer Mutter gezeugt wurden, kannte Ihr liebevoller himmlischer Vater Sie. Und in Ihrer Generation sandte er seinen Geist, um Sie zu holen und in seine Familie zu rufen. Sie haben mit „Ja" geantwortet. Warum sollten Sie jetzt an ihm zweifeln? Wenn

Gott für Sie ist, wer kann dann gegen Sie sein? *„Was sollen wir jetzt noch dazu sagen? Wenn Gott für uns ist, wer könnte dann gegen uns sein?"* (Römer 8,31 LUT).

Warum sollten Sie mit Ihrem Schöpfer streiten? Wenn Sie Gott widersprechen, begehen Sie Selbstvergötterung, denn Sie behaupten, Sie wüssten mehr als er; Sie sind Ihr eigener Berater geworden. Gott kümmert sich um Sie, er liebt Sie, er nimmt Sie an. Werden Sie sich heute entscheiden, das in Ihrem Herzen zu glauben? Um das Vertrauen in Ihre Identität zu stärken, müssen Sie zunächst Ihre Beziehung zu Gott, dem Vater, aufbauen und/oder heilen. Der Vater kennt Ihre Gedanken; Er kennt Ihre Ängste. Er kennt die Bereiche, die Ihnen Schwierigkeiten bereiten. Gott ist nicht böse auf Sie! Er ist Ihr Vater. Er ist nicht so, wie Ihr irdischer Vater es vielleicht war. Sie stören Ihn nicht. Er erwartet das Gespräch.

„Alle eure Sorgen werft auf ihn, denn er sorgt für euch" (1 Petrus 5,7 GNB). Es ist gut, Söhne und Töchter des lebendigen Vaters zu sein. Gott hat gute Pläne und Segnungen für Sie vorbereitet, wenn Sie mit Ihm übereinstimmen, was Sie betrifft. Sie müssen daran glauben und es annehmen. Wir sind die Kinder der Schöpfung! Wir sind die Kinder der Auferstehung!

In Ihrem Geist erneuert

> *... dass ihr, was den früheren Lebenswandel angeht, den alten Menschen abgelegt habt, der sich durch die betrügerischen Begierden zugrunde richtet, dagegen erneuert werdet in dem Geist eurer Gesinnung und den neuen Menschen angezogen habt, der nach Gott geschaffen ist in wahrhaftiger Gerechtigkeit und Heiligkeit (Epheser 4,22-24).*

Sie können die möglichen geistlichen Ursachen Ihrer Krankheit besiegen. Lassen Sie sich durch die Wahrheit, wer Gott ist, und durch die Realität seiner heilenden Kraft für Sie erneuern. Gott hat Ihren Körper geschaffen, um Ihnen zu dienen, nicht um Sie anzugreifen! Wenn Sie lernen, Gottes Liebe zu empfangen und sich selbst zu akzeptieren und zu lieben, wird Ihr Immunsystem aufhören, Ihre Pankreasinseln anzugreifen und zu zerstören. Und Gott, der der Gott der

Wunder ist, wird Ihre Bauchspeicheldrüse wiederherstellen. Er hat Ihre Bauchspeicheldrüse erschaffen und er weiß, wie er sie heilen und wiederherstellen kann, sodass sie wieder so wird, als wäre sie nie krank gewesen. Sie können sich dafür entscheiden, zu glauben, dass Gottes Wort die Wahrheit ist, dass er ein Gott der Liebe ist und dass er in der Lage und bereit ist, Sie zu heilen.

Was für ein wunderbarer Segen, den Gott uns in seinem Wort gibt! Wir können die List des Feindes überwinden, sodass seine Pläne uns nicht überwältigen können. Wir können mehr als Überwinder sein! *„Aber in diesem allen sind wir mehr als Überwinder durch den, der uns geliebt hat“* (Römer 8,37). Wir sind Überwinder! *„Denn alles, was aus Gott geboren ist, überwindet die Welt; und dies ist der Sieg, der die Welt überwunden hat: unser Glaube. Wer aber ist es, der die Welt überwindet, wenn nicht der, der glaubt, dass Jesus der Sohn Gottes ist?“* (1. Johannes 5,4-5).

Ein Überwinder zu sein ist kein einmaliges Ereignis, sondern etwas, an dem wir ständig wachsen. Bei *Be in Health* nennen wir es die Reise des Überwinders! Es ist ein lebenslanger Weg, auf dem wir mit Gott gehen und sein Angesicht suchen, damit er uns helfen kann, jedes Hindernis zu überwinden, das unseren Weg kreuzt. Sie sind nicht allein! Gott ist treu, und er möchte Sie heilen. Werden Sie heute Ihre Reise als Überwinder beginnen?

Kapitel 10

Wie geht es weiter?

Lobe den HERRN, meine Seele, und vergiss nicht, was er dir Gutes getan hat: der dir alle deine Sünde vergibt und heilet alle deine Gebrechen.

Psalm 103,2-3

Wir haben uns gemeinsam auf eine Reise begeben, um die geistlichen Ursachen von Krankheiten durch die Kenntnis der biblischen Wahrheit aufzudecken. Wir wollen nun nochmals ein paar grundlegende Wahrheiten über die Heilung von Krankheiten anschauen.

Erstens ist eine geistlich verursachte Krankheit die Folge einer Trennung von Gott, einer Trennung von uns selbst oder einer Trennung von anderen. Daher beginnt jede Heilung einer Krankheit, die geistliche Ursachen hat, mit der Versöhnung mit Gott – damit, dass Sie seine Liebe empfangen, ihn als Ihren Vater annehmen und Ihren Frieden mit ihm schließen. Die Versöhnung mit sich selbst und mit anderen sind dann die nächsten wichtigen Schritte.

Zweitens erkennen wir, dass es zwei Reiche gibt, die in uns gegeneinander kämpfen: das Gesetz der Sünde und das Gesetz Gottes. Denken Sie daran, dass sogar der Apostel Paulus zum Ausdruck brachte, dass wir durch Jesus Christus von den Versuchungen und den Ursachen der Sünde in unserem Leben befreit werden müssen: *„Ich elender Mensch! Wer wird mich retten von diesem Leibe des Todes? – Ich danke Gott durch Jesus Christus, unseren Herrn!“* (Römer 7,24-25).

Drittens, sobald wir von diesen Ursachen befreit sind, liegt es in unserer Verantwortung, unseren Sinn zu erneuern und diese alten

Muster gottlosen Denkens zu ändern. Es liegt in Ihrer Verantwortung, böse Gedanken abzulegen und Ihr Gedankenleben mit dem Wort Gottes zu füllen: *„... mit ihnen [den Waffen Gottes] reißen wir alle hohen Gedankengebäude nieder, die sich gegen die Erkenntnis Gottes auftürmen. Wir nehmen alles Denken gefangen, sodass es Christus gehorcht"* (2. Korinther 10,5).

Bei *Be in Health* nennen wir diesen Prozess UMSETZEN. Wir haben sogar ein Seminar zu diesem Thema, weil wir wissen, wie wichtig es ist, den Prozess unserer Heiligung umzusetzen und mit den biblischen Wahrheiten, die uns von Krankheiten befreien, auf Kurs zu bleiben.

Die acht Schritte zur Freiheit

Wir lehren auch, was wir die „Acht Schritte zur Freiheit" nennen. Es ist wichtig, dass Sie sich diese Prinzipien merken und anwenden. Hängen Sie sie dort auf, wo Sie sie täglich sehen können, zum Beispiel an Ihrem Kühlschrank oder Ihrem Badezimmerspiegel. Vor allem aber sollten Sie sie auf Ihrem Herzen tragen. Sie sind der Weg zu Ihrer Freiheit!

1. **Erkennen.** ***Sie müssen erkennen, worum es geht.*** Erkennen Sie das bzw. die ursächlichen Problem(e) in Ihrem Leben: Bitterkeit, Hass, Angst, Sorge, Wut, Feindseligkeit, Selbsthass und so weiter. Beten Sie um Unterscheidungsvermögen durch den Heiligen Geist. Unterscheiden Sie das Gute vom Bösen in Ihrem Leben.
2. **Verantwortung übernehmen.** ***Sie müssen die Verantwortung für das übernehmen, was Sie erkennen.*** Nicht jeder will die Verantwortung übernehmen, nachdem er das Problem erkannt hat. Sie müssen die Verantwortung übernehmen. Gott wird Ihnen zur Seite stehen, aber er wird es nicht für Sie tun!
3. **Buße tun / umkehren.** ***Tun Sie vor Gott Buße dafür, dass Sie sich an dem beteiligt haben, was Sie erkennen.*** Die Bibel sagt uns: *„So tut nun Buße und bekehrt euch, dass eure Sünden ausgetilgt werden, damit Zeiten der Erquickung kommen vom Angesicht des Herrn und er den euch vorausbestimmten Jesus Christus sende!"* (Apostelgeschichte 3,19). Auch hier ist es so, dass manche

Leute wütend auf mich werden, wenn ich ihnen sage, dass sie Buße tun müssen, um von Krankheiten befreit zu werden. Wenn Sie zu einem Arzt gehen, um herauszufinden, warum Sie krank sind und wie Sie gesund werden können, wären Sie dann beleidigt, wenn er Ihnen die Wahrheit sagen würde? Dann seien Sie bitte auch nicht beleidigt, wenn ich Ihnen die Wahrheit sage. Ich will Ihr Bestes, und es ist mir wichtig, was Ihnen widerfährt. Ich bringe Ihnen bei, wie Sie böse Geister und Krankheiten besiegen können.

4. **Lossagen.** ***Sie müssen das, was Sie erkennen, zu Ihrem Feind machen und sich davon lossagen.*** Buße tun bedeutet wörtlich „sich von etwas abwenden". Betrachten Sie die Ursache für Ihre früheren Sünden als Ihren Feind und sagen Sie sich davon los! Manche Menschen empfinden zwar Reue, aber sie ändern sich innerlich nicht. Sie wenden sich nicht von ihrer Sünde ab. Aber ich möchte, dass Sie sich vom Bösen abwenden – so schnell Sie können. Lieben Sie sich selbst, aber hassen Sie das Böse!

5. **Entfernen.** ***Werden Sie es ein für alle Mal los!*** Sagen Sie dem Gesetz der Sünde in Ihrem Inneren: „Ich sage mich nicht nur von dir los, sondern du und ich können nicht zur selben Zeit am selben Ort zusammen existieren. *„Werft von euch alle eure Vergehen, mit denen ihr euch vergangen habt, und schafft euch ein neues Herz und einen neuen Geist!"* (Hesekiel 18,31). Befreien Sie sich von diesem Gesetz der Sünde, und lassen Sie sich von Gott ein neues Herz und einen neuen Geist schenken!

6. **Widerstehen.** ***Wenn es versucht zurückzukommen, widerstehen Sie ihm!*** Jakobus 4,7 sagt uns, dass wir uns Gott unterwerfen und dem Teufel widerstehen sollen: *„Unterwerft euch nun Gott! Widersteht aber dem Teufel! Und er wird von euch fliehen."* Was kommt zuerst? Dass wir uns Gott unterwerfen. Nur dann werden Sie die Kraft haben, dem Feind zu widerstehen, nicht vorher. Was immer Sie entfernt haben, wird versuchen, zurückzukommen. Deshalb brauchen wir Gott und einander, um dem zu widerstehen.

7. **Sich freuen.** ***Danken Sie Gott, dass er Sie befreit hat.*** Geben Sie Gott die Ehre für Ihre Freiheit! Preisen Sie ihn dafür, dass Sie Gnade und Barmherzigkeit von einem lebendigen Gott erfahren haben, der Sie liebt. Er ist Ihres Lobes würdig!

8. **Wiederherstellen.** ***Helfen Sie jemand anderem, frei zu werden.*** Nachdem Sie von Gott gesegnet worden sind, ist es an der Zeit, dass Sie anderen bei der Wiederherstellung helfen. Zur Wiederherstellung gehört, dass Sie denen, die Sie lieben, das Evangelium bringen, diejenigen, die noch vom Segen des Herrn getrennt sind, unterweisen und ihnen helfen, von Krankheiten frei zu werden. *„... auf dass im Leib keine Spaltung sei, sondern die Glieder einträchtig füreinander sorgen. Und wenn ein Glied leidet, so leiden alle Glieder mit, und wenn ein Glied geehrt wird, so freuen sich alle Glieder mit"* (1. Korinther 12,25-26 LUT).

In Gottes Ebenbild verwandelt werden

Vergessen Sie nie, dass Sie in Gottes Bild verwandelt werden, wenn Sie seinem Wort folgen. *„Wir alle aber schauen mit aufgedecktem Angesicht die Herrlichkeit des Herrn an und werden so verwandelt in dasselbe Bild von Herrlichkeit zu Herrlichkeit, wie es vom Herrn, dem Geist, geschieht"* (2. Korinther 3,18). Lassen Sie nicht zu, dass Ihnen jemand die Wahrheiten stiehlt, die Sie hier gelernt haben. Menschen, die ungläubig sind, werden versuchen, mit Ihnen zu diskutieren, Sie zu entmutigen und auf ihre Vorstellung herunterzuziehen. Sie werden aber nicht in das Bild eines anderen Menschen geformt, sondern Sie werden in das Bild Gottes verwandelt! Während Sie in sein Bild verwandelt werden, können Sie erwarten, dass er Sie von den Krankheiten des Feindes heilt, weil Gott sein Wort und sein Ebenbild ehrt. Er ehrt, wer er in Ihnen ist – nicht auf der Ebene des Kopfes, sondern auf der Ebene des Herzens.

Durch Jesus Christus holt sich der Vater zurück und stellt wieder her, was er bei der Tragödie im Garten Eden verloren hat – sein Ebenbild im Menschen. Sie sind ein Produkt dieser Rückholung und Wiederherstellung. Sie werden aus der Finsternis herausgerufen und in sein wunderbares Licht verwandelt. *„Ihr aber seid ein auserwähltes Geschlecht, ein königliches Priestertum, eine heilige Nation, ein Volk zum Besitztum, damit ihr die Tugenden dessen verkündigt, der euch aus der Finsternis zu seinem wunderbaren Licht berufen hat"* (1. Petrus 2,9). Aber Sie können nicht verwandelt werden, wenn Sie nicht durch das Wort erneuert werden, denn *„der Glaube kommt aus dem Hören, das Hören aber durch das Wort Gottes"* (Römer 10,17).

Dranbleiben, bis der Feind ganz besiegt ist

Ich möchte Sie ermutigen, Ihre vollständige Befreiung von Krankheiten durchzuziehen. Lassen Sie sich vom Feind nicht entmutigen. Jeder möchte, dass für ihn gebetet wird, aber nicht jeder macht sich anschließend daran, die Lügen des Feindes zu besiegen und sich auf Gottes Wahrheit einzulassen. Denken Sie an diese Bibelstelle: *„Ihr werdet die Wahrheit erkennen, und die Wahrheit wird euch frei machen"* (Johannes 8,32). Was ich Ihnen beigebracht habe, soll Ihnen die Wahrheit vermitteln sowie den Glauben daran. Das ist kein blinder Glaube, sondern echter Glaube, der auf dem Wissen um den lebendigen Gott beruht, der sich in der Bibel offenbart. Ihre Freiheit wurde vor mehr als zweitausend Jahren am Kreuz erkauft und die Kraft Gottes wurde in Ihrem Leben freigesetzt, damit Sie in Freiheit leben können. Der Schöpfer des Universums – Ihr himmlischer Vater – möchte, dass Sie frei sind!

> *Ehe ich dich im Mutterleib bildete, habe ich dich erkannt, und ehe du aus dem Mutterschoß hervorkamst, habe ich dich geheiligt* (Jeremia 1,5).
>
> *Aber jetzt, so spricht der HERR, der dich geschaffen, Jakob, und der dich gebildet hat, Israel: Fürchte dich nicht, denn ich habe dich erlöst! Ich habe dich bei deinem Namen gerufen, du bist mein* (Jesaja 43,1).

Ich möchte jetzt noch für Sie beten:

> *Vater, ich komme im Namen Jesu zu dir. Ich möchte dir für diejenigen danken, die sich die Zeit genommen haben, dieses Buch zu lesen. Ich weiß aus Psalm 139 in deinem Wort, dass sie einzigartig und wunderbar gemacht sind und dass du deine Hand über jeden Einzelnen von ihnen hältst. Ich weiß, dass ich ihnen viele Dinge aus deinem Wort zum Nachdenken gegeben habe. Ich bitte dich, deinen Heiligen Geist freizusetzen, um Klarheit und Überführung*

zu bringen, damit sie von innen heraus verändert werden und alle Krankheiten verschwinden.
Vater, wir sind nur Menschen, Männer und Frauen mit ganz unterschiedlichen Hintergründen. Wir haben auf Lügen gehört, die wir nicht als Lügen erkannt haben; wir haben Wege eingeschlagen, die wir für richtig hielten, die uns aber ins Verderben führen. Bitte zeig uns den guten Weg, auf dem unsere Seelen Ruhe finden. Lehre uns, in dieser Sache, die wir Leben nennen, zu wachsen und als Söhne und Töchter Gottes zu reifen. Lass dies geschehen, Vater, damit wir heil sind in Geist, Seele und Körper und damit auch die Generationen nach uns heil sind und der Welt ein Licht deiner Herrlichkeit und Güte sowie deiner Liebe zu uns sein können.
Vielen Dank für deine Barmherzigkeit, Herr, und lehre uns weiterhin durch deine Gnade. Ich bete in Jesu Namen. Amen.

Soziale Medien

Sie können uns auf Ihrer bevorzugten Social-Media-Plattform folgen:

Facebook: @beinhealth
Instagram: beinhealth
Twitter: @BeinHealth
YouTube: www.youtube.com/beinhealth
Pinterest: bnhealth

Über den Autor

Dr. Henry W. Wright (1944-2019) war der leitende Pastor der *Hope of the Generations Church* in Thomaston, Georgia, und der Präsident und Gründer von *Be in Health® Global. Be in Health* ist ein Dienst, der über die geistlichen Ursachen von Krankheiten und Heilungsblockaden lehrt und das weltbekannte *For-My-Life*®-Seminar veranstaltet.

Wright hielt über 25 Jahre lang Konferenzen auf der ganzen Welt und über konfessionelle Grenzen hinweg. Anerkannt für sein Verständnis von Krankheiten aus einer geistlichen Perspektive, war er häufiger Gast in vielen bekannten Fernseh- und Radiosendungen.

Wright wurde schon früh mit der Kraft der Heilung durch Gott konfrontiert, als seine Mutter auf wundersame Weise von Krebs im Endstadium und einem tödlichen Tumor, der sich um ihre Halsvene gewickelt hatte, geheilt wurde. Gelähmt und im Sterben liegend, wurde sie zu einem Gottesdienst getragen, wo sie Gott um Heilung anflehte, damit sie ihren Sohn großziehen konnte. Sie tat Buße für ihre Bitterkeit und schloss einen Bund wie Hannah, dass sie ihren Sohn in der Erkenntnis Gottes aufziehen würde, wenn er sie heilen würde. Gott heilte sie sofort und vollständig und durchbrach damit ein genetisches Muster von Krebs, das seit Generationen in ihrer Familie vorhanden war.

Wright vertrat die Überzeugung, dass menschliche Probleme grundsätzlich geistlicher Natur sind, mit entsprechenden physischen und psychischen Auswirkungen. Mit seinen Erkenntnissen über die medizinischen und geistlichen Aspekte von Krankheiten brachte er eine neue Perspektive in den Prozess ein, wie man Kranken dienen kann. Er wandte diese Prinzipien erfolgreich an, indem er Menschen mit einem breiten Spektrum von Krankheiten, von denen viele als unheilbar galten, Gottes Heilung brachte.

Unter der Leitung von Pastorin Donna Wright, seiner Frau, und den Ältesten der *Hope of the Generations Church* führt *Be in Health* die Vision und den Dienst von Dr. Wright fort.

Weitere Bücher von Dr. Henry Wright

bei GloryWorld-Medien

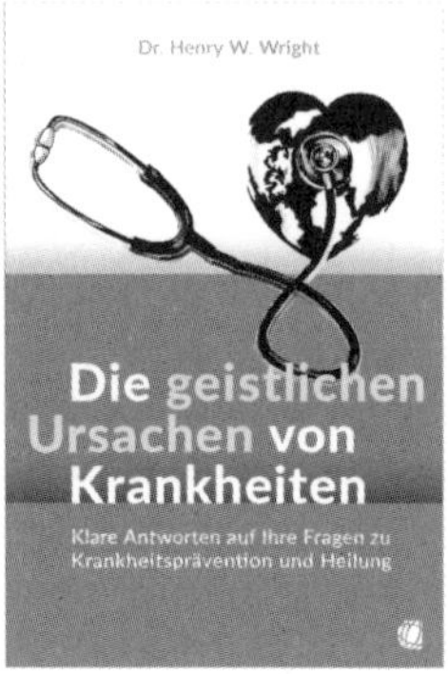

Die geistlichen Ursachen von Krankheiten

Klare Antworten auf Ihre Fragen zu Krankheitsprävention und Heilung 208 Seiten, Pb.

Gemäß den langjährigen Erfahrungen des Autors haben etwa 80 Prozent aller Krankheiten eine geistliche Ursache und sind die direkte Folge einer gestörten Beziehung zu Gott, zu uns selbst oder zu anderen. Gott offenbarte ihm aus seinem Wort, was die geistlichen Ursachen von Krankheiten und den Blockaden zur Heilung sind.

Er geht insbesondere auf folgende Krankheitsarten ein: Allergien, Autoimmunerkrankungen, Herz-Kreislauf-Erkrankungen, psychische Störungen und Belastungsstörungen (z. B. Stresskrankheiten).

Die geistlichen Ursachen von Autoimmunerkrankungen

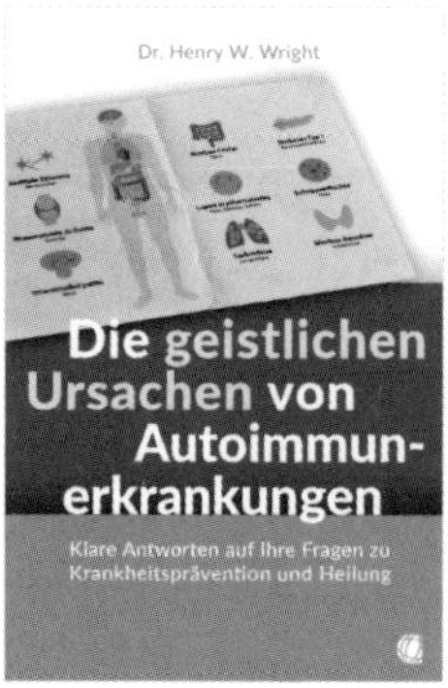

120 Seiten, Pb.

Wurde bei Ihnen eine Autoimmunkrankheit diagnostiziert, wie z. B. Lupus, Multiple Sklerose, Morbus Crohn, Morbus Basedow, Morbus Parkinson oder eine der vielen anderen? In der medizinischen Fachliteratur wird die Ursache von fast 100 Autoimmunkrankheiten als unbekannt angegeben.

In diesem Buch lernen Sie die geistlichen Ursachen kennen, die häufig zu Autoimmunkrankheiten führen, damit Sie Ihre Reise zur Heilung antreten können. Es deckt die unsichtbaren Kräfte auf, die die Krankheiten von innen her auslösen, und wie wir sie überwinden können.

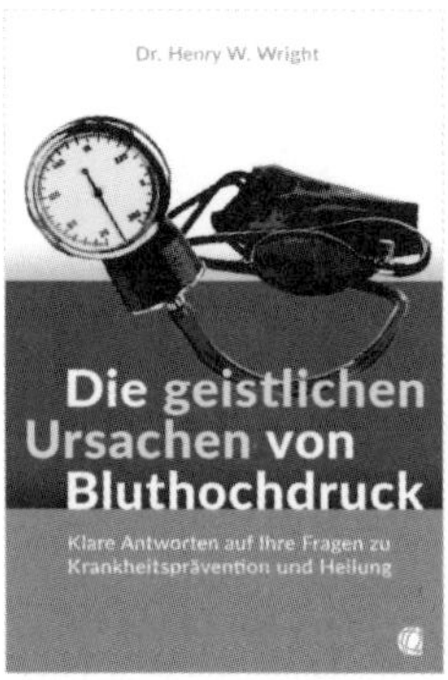

Die geistlichen Ursachen von Bluthochdruck

112 Seiten, Pb.

In diesem Buch lernen Sie die geistlichen Ursachen kennen, die häufig zu Bluthochdruck führen, damit Sie den Kampf gegen diese Krankheit und ihre negativen Auswirkungen auf das Herz strategisch gewinnen können.

Dr. Henry Wright kombiniert medizinische Erkenntnisse mit wirkmächtigen biblischen Wahrheiten. Er zeigt auf, wie Sie so leben können, wie Gott es für Sie vorgesehen hat – in Ihrem Geist, Ihrer Seele und Ihrem Körper.

Weitere Produkte von GloryWorld-Medien

„Himmlische Bücher für die Erde"

Chris Gore, In Gottes Heilungskraft leben

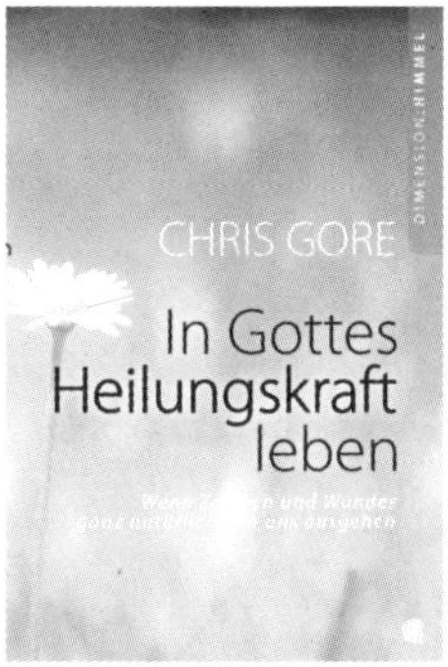

Wenn Zeichen und Wunder ganz natürlich von uns ausgehen
160 S., Pb. (Zur Vertiefung ist ein Arbeitsbuch erhältlich)

In Gottes Heilungskraft zu leben und zu wirken, ist einfacher, als wir denken. Chris Gore versucht mit diesem Buch den Heilungsdienst zu „entschlüsseln" mit dem Ziel, dass jeder Christ effektiv für einen Lebensstil der Heilungen und Wunder zugerüstet und aktiviert werden kann.

Wirklich den Charakter Gottes zu kennen, Hindernisse für einen solchen Lebensstil zu überwinden und lernen, darauf zu vertrauen, dass Gott das Übernatürliche tut, sind nur einige der Themen, die angesprochen werden.

Eine wesentliche Erfahrung von Chris Gore ist dabei, dass Durchbrüche im Bereich Heilung darauf beruhen, dass wir eine innige Beziehung zu Gott pflegen und von ihm unsere Identität empfangen. Wenn wir uns darüber im Klaren sind, *wer* wir sind und *wessen* wir sind, werden wir große Fruchtbarkeit erleben.

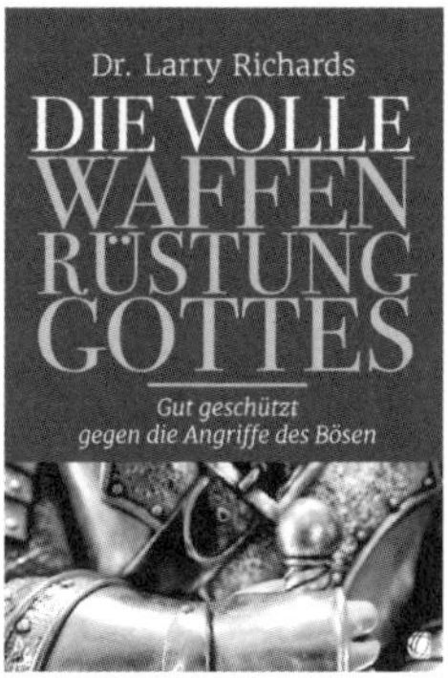

Dr. Larry Richards
Die volle Waffenrüstung Gottes

Gut geschützt gegen die Angriffe des Bösen; 208 Seiten, Pb.

Die Bibel macht deutlich, dass ein Großteil unserer Unsicherheiten, Ängste und Zweifel auf den Machenschaften böser Mächte beruhen. Deshalb ist es so entscheidend, dass wir sowohl die Strategien kennen, die Satan benutzt, um uns anzugreifen, als auch die Rüstung, die Gott uns zur Verfügung stellt, um uns dagegen zu schützen.

Eine biblische Dämonologie, Hilfen zum Umgang mit dem Bösen in der Seelsorge sowie Lektionen für „Lebe-frei-Selbsthilfegruppen" runden das Buch ab.

Ana Werner, Nimm dein Land ein

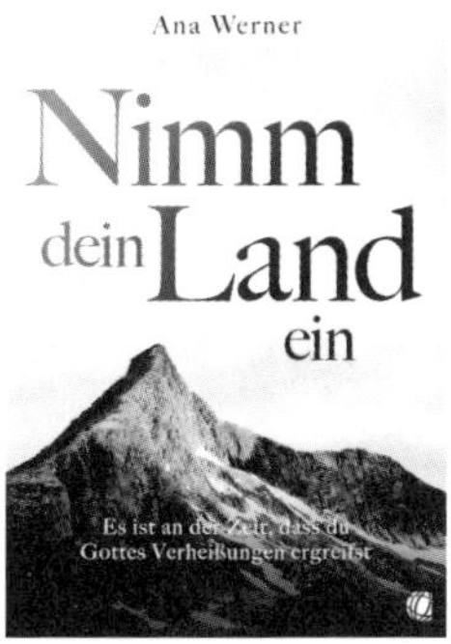

Es ist an der Zeit, dass du Gottes Verheißungen ergreifst

144 Seiten, Paperback

Wie steht es um die persönlichen prophetischen Worte, die du erhalten hast? Und welche allgemeinen Verheißungen der Bibel warten noch darauf, dass du sie erlebst? Kann es sein, dass die Zeit der Erfüllung dieser Zusagen endlich gekommen ist?

So wie die Israeliten ihr Gelobtes Land einnehmen mussten, will dir der Heilige Geist auch heute übernatürliche Strategien aufzeigen, wie du deine Verheißung von Gott in Angriff nehmen kannst.

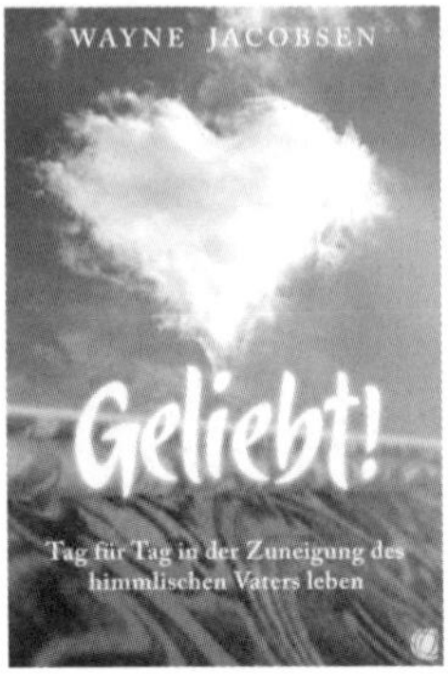

Wayne Jacobsen, Geliebt!

Tag für Tag in der Zuneigung des himmlischen Vaters leben
240 S., Paperback

Jeden Tag ein Leben zu führen, in dem wir völlig sicher sind, dass wir bedingungslos von Gott geliebt sind – ist das wirklich möglich, und wie sieht das konkret aus?

Wayne Jacobsen bringt uns Schritt für Schritt nahe, wie tief die Liebe Gottes zu uns tatsächlich ist. Wir entdecken dabei, dass wir nicht zu Sklaven, sondern zu Söhnen und Töchtern berufen sind. Die liebevolle Zuneigung unseres Vaters im Himmel gilt uns in allen Umständen. Wir erfahren eine lebendige Beziehung zu ihm, die uns von der Qual der Scham befreit und uns so verändert, dass wir als seine Kinder leben können.

Frank Krause, Die neun Schleusen des Herzens

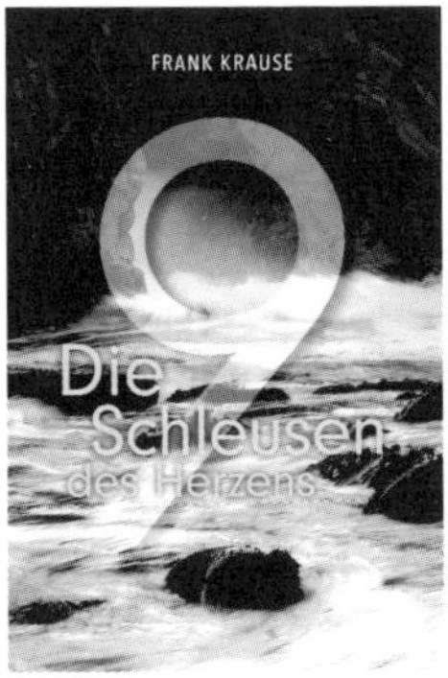

160 S., Paperback

Wie geschieht es, dass die Verheißung Jesu, dass aus unserem Innern Ströme von lebendigem Wasser fließen werde, wenn wir an ihn glauben, zu unserem normalen Erleben wird? Dass andere uns als Quelle und nicht als Zisterne, als Oase und nicht als Wüste wahrnehmen?

Als Frank Krause diese Frage vor Gott bewegte, ließ dieser ihn im Geist sein eigenes Herz sehen und durchwandern. Er zeigte ihm, dass unser Herz neun „Schleusen" hat, entsprechend den neun Aspekten der Frucht des Geistes.

Diese Schleusen wollen in uns geöffnet und freigesetzt werden, damit der Geist mit ganzer Kraft durch uns strömen kann und wir mit seiner Frucht überfließen. Nun können wir auch anderen helfen, diese Fülle zu erleben, sodass in der Folge echte Gemeinschaften der Heiligen entstehen.

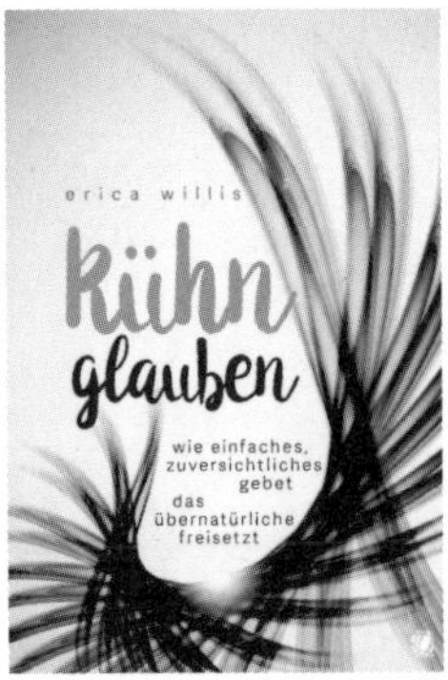

Erica Willis, Kühn glauben

Wie einfaches, zuversichtliches Gebet das Übernatürliche freisetzt; 216 S.; Paperback

Lange Zeit dachte Erica Willis, die ganzen übernatürlichen Erfahrungen, wie Prophetie, Heilung, Wunder usw., seien nur etwas für „Superchristen".

Bis Gott ihr einen Weg zeigte, wie sie trotz ihres Eingespanntseins in Familie, Beruf und Gemeinde ihre Beziehung zu ihm so vertiefen konnte, dass diese Erfahrungen ganz natürlich zu einem Teil ihres Lebens wurden.

In diesem Buch erzählt sie auf kurzweilige Art ihre Geschichte und Erlebnisse. Entstanden ist eine praktische Anleitung für alle, die sich nach einer tieferen Beziehung zum Heiligen Geist sehnen.

James Goll

Geistlich wahrnehmen und unterscheiden

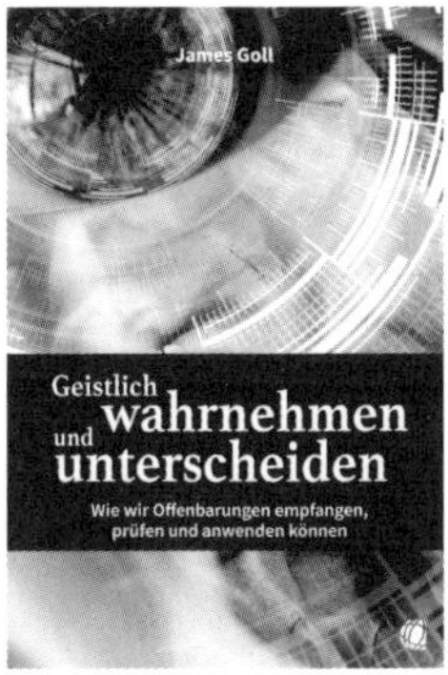

Wie wir Offenbarungen empfangen, prüfen und anwenden können; 216 S.

James Goll erklärt, dass jeder Nachfolger Jesu geistliche Offenbarungen empfangen und prüfen kann, auch wenn einige als Propheten besonders begabt sind. Er legt präzise dar, wie wir unsere Sinne dem Heiligen Geist hingeben können, damit wir geistlich wahrnehmen können.

Und er erläutert, wie wir Offenbarungen prüfen, anwenden und letztlich verinnerlichen können, damit die Menschen sie nicht nur hören, sondern in uns sehen.

Für das vertiefte Studium ist ein Arbeitsbuch erhältlich.

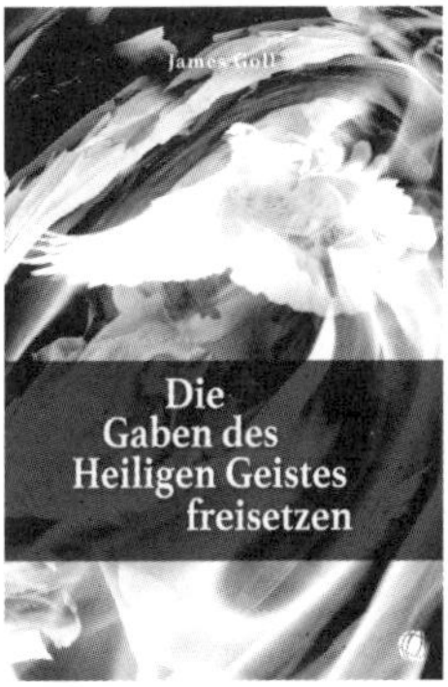

James Goll

Die Gaben des Heiligen Geistes freisetzen

216 S., Paperback

Der Heilige Geist demonstriert heute Gottes übernatürliche Kraft durch seine Gemeinde, indem seine Herrlichkeit auf globaler Ebene freigesetzt wird. Alle Gaben Gottes sind immer noch voll funktionsfähig, und jeder einzelne Gläubige ist dazu bestimmt, im Fluss Gottes zu leben und seine Bestimmung zu erfüllen.

Anhand vieler anschaulicher Beispiele aus der Bibel und aus der Gegenwart lernen wir, wie geistliche Gaben in der Praxis funktionieren. Aber es geht in diesem Buch nicht nur darum, wie man seine geistlichen Gaben entdeckt oder empfängt, sondern wie man sie freisetzt und weitergibt!

Für das vertiefte Studium ist ein Arbeitsbuch erhältlich.

Blake K. Healy, Durch den Schleier sehen

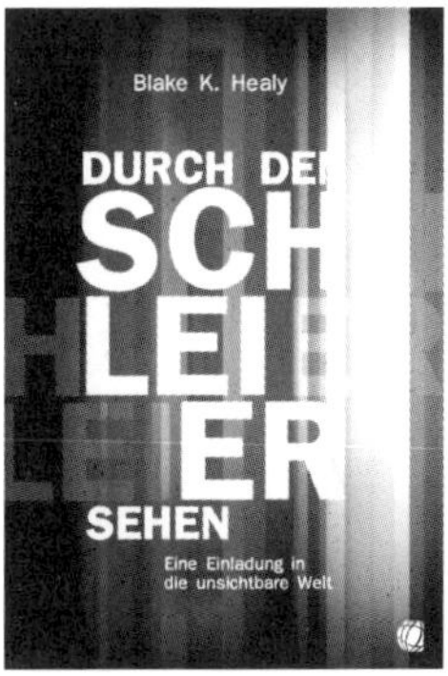

Eine Einladung in die unsichtbare Welt; 176 S. Pb.

Blake K. Healy sieht Engel und Dämonen seit seiner Kindheit – und zwar so klar wie natürlich sichtbare Dinge. Er sieht zum Beispiel Engel in Anbetungsgottesdiensten tanzen und Ermutigungsworte in die Ohren von Menschen flüstern, doch genauso sieht er auch Dämonen, die sich an Leute heften und so Abhängigkeiten, Lügen und Bitterkeit in deren Herzen und Gedanken aufrechterhalten.

In diesem Buch erzählt er einige dieser Begegnungen und wie er in dieser Gabe reifte und dabei die Angst und Verwirrung über die Dinge, welche er sah, überwand. Und ebenso, und wie er lernte, die Gabe des Sehens zu Gottes Verherrlichung zu nutzen und andere darin zu lehren. „Ich wollte nicht, dass dieses Buch jemals endet!" (Bill Johnson)

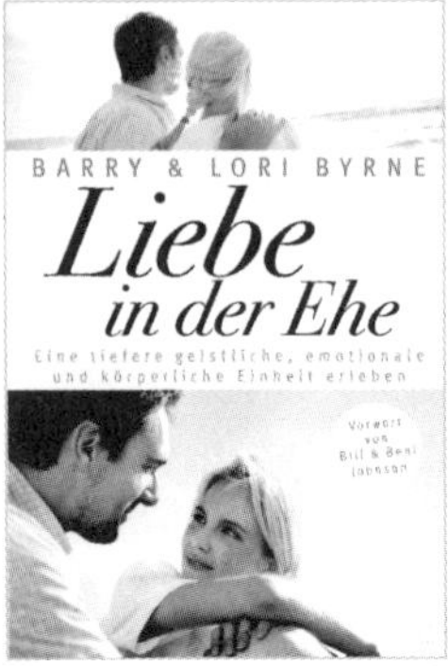

Barry & Lori Byrne, Liebe in der Ehe

Eine tiefere geistliche, emotionale und körperliche Einheit erleben; Vorwort von Bill Johnson; 334 S., Klappenbroschur

Gott möchte, dass die Ehe ein Ort echter Liebe und Vertrautheit ist. Dafür brauchen wir die Hilfe des Heiligen Geistes. Mit ihm können wir die Ursachen unserer Konflikte erkennen und überwinden. Unsere Ehe kann Heilung und Wiederherstellung erfahren, egal, wie der momentane Zustand ist.

Mit klarer biblischer Lehre und vielen praktischen Hilfen packen die Autoren die wichtigsten heißen Eisen an. Viele ermutigende Erfahrungsberichte verdeutlichen die dramatische Heilung und Intimität, die mit Gottes Hilfe möglich ist.

Danny Silk, Erziehung mit Liebe und Vision

Herzensbeziehungen eingehen, statt Machtkämpfe austragen

Vorwort von Bill Johnson; 170 S., Pb.

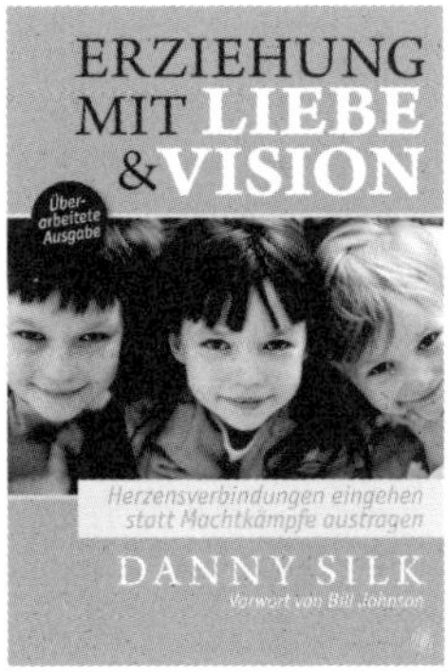

Danny Silk fordert uns in unserem bisherigen Denken über Liebe, Disziplin und Respekt, ja in unserer generellen Vorstellung von Kindererziehung heraus. Er stellt eine Denk- und Lebensweise vor, die eine Leichtigkeit und Frieden in unsere familiären und sonstigen Beziehungen bringt.

Unser Herz spielt dabei die zentrale Rolle. Das Herz der Eltern und das Herz der Kinder. Wenn beide Seiten verstehen, wie sich ihr jeweiliges Verhalten auf das Herz des anderen auswirkt, werden die Herzen geschützt und Beziehungen können gedeihen.

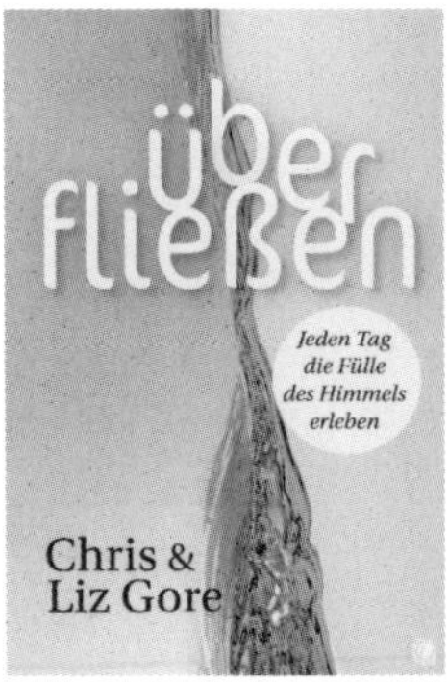

Chris und Liz Gore, Überfließen

Jeden Tag die Fülle des Himmels erleben; 176 S., Pb.

Chris uns Liz Gore möchten allen Gläubigen ganz praktisch dazu verhelfen, das überfließende Leben zu erfahren, von dem Jesus gesprochen hat. Unser Leben soll nicht auf Lügen aufgebaut sein und unsere Vorstellung vom Herzen des Vaters soll auf der Wahrheit beruhen.

Als Bonusmaterial sind einige Lektionen von Insassen eines Hochsicherheitsgefängnisses in den USA enthalten. Als Chris dort diente, begegnete er der Liebe und dem erlösenden Herzen des Vaters auf eine ganz neue Art und Weise.

Bestellen Sie im Buchhandel oder (versandkostenfrei in D) direkt beim Verlag:

GloryWorld-Medien | Beit-Sahour-Str. 4 | D-46509 Xanten
Fon: 02801-9854003 | Fax: 02801-9854004 | info@gloryworld.de

Aktuelles, Leseproben, Downloads & Shop: **www.gloryworld.de**